总策划　复旦大学医学科普研究所

国家出版基金项目
NATIONAL PUBLICATION FOUNDATION

总主编　樊　嘉　院士　董　健　所长

神经内外科专家

聊健康热点

汪昕　毛颖

（主编）

U0195826

S
上海科学技术文献出版社
Shanghai Scientific and Technological Literature Press

图书在版编目（CIP）数据

神经内外科专家聊健康热点 / 汪昕，毛颖主编 . —上海：上海科学技术文献出版社，2024

（医学专家聊健康热点 . 复旦大健康科普丛书 / 樊嘉，董健主编）

ISBN 978-7-5439-9048-7

Ⅰ . ①神… Ⅱ . ①汪…②毛… Ⅲ . ①神经系统疾病—防治②神经外科学—疾病—防治 Ⅳ . ① R741 ② R651

中国国家版本馆 CIP 数据核字（2024）第 075598 号

书稿统筹：张　树
责任编辑：苏密娅
封面设计：留白文化

神经内外科专家聊健康热点

SHENJING NEIWAIKE ZHUANJIA LIAO JIANKANG REDIAN

汪　昕　毛颖　主编

出版发行：上海科学技术文献出版社
地　　址：上海市淮海中路 1329 号 4 楼
邮政编码：200031
经　　销：全国新华书店
印　　刷：商务印书馆上海印刷有限公司
开　　本：720mm×1000mm　1/16
印　　张：20.75
字　　数：259 000
版　　次：2024 年 7 月第 1 版　2024 年 7 月第 1 次印刷
书　　号：ISBN 978-7-5439-9048-7
定　　价：80.00 元

http://www.sstlp.com

丛书编委员

总主编：樊　嘉（中国科学院院士、复旦大学附属中山医院
　　　　院长）

　　　　董　健（复旦大学医学科普研究所所长、复旦大学附
　　　　属中山医院骨科主任）

编委会委员（按照姓氏笔画排序）：

丁　红	丁小强	马晓生	王　艺	王小钦	王达辉	王春生
亓发芝	毛　颖	仓　静	任芸芸	华克勤	刘天舒	刘景芳
江孙芳	孙建琴	孙益红	李　娟	李小英	李益明	杨　震
吴　炅	吴　毅	余优成	汪　昕	沈锡中	宋元林	张　颖
陈　华	陈海泉	林　红	季建林	周　俭	周平红	周行涛
郑拥军	项蕾红	施国伟	姜　红	洪　维	顾建英	钱菊英
徐　虹	徐辉雄	高　键	郭剑明	阎作勤	梁晓华	程蕾蕾
虞　莹	臧荣余	漆祎鸣	谭黎杰			

本书编委会

主　编：汪　昕　毛　颖

副主编：丁　晶　黄　翔

编　者（按照姓氏笔画排序）：

丁　晶	王　平	王　京	王恩敏	王潇文	车晓明	毛玲艳
朱　巍	朱侗明	乔　凯	刘　旭	刘　颖	刘文娟	刘佩玺
江汉强	杜倬婴	李　鑫	杨　恒	吴旭青	吴晓灵	邱天明
何文强	汪　昕	宋　昆	宋剑平	张宇浩	张昱雯	张倩倩
陈　星	陈政源	罗雯怡	季立津	金莉蓉	赵　曜	赵剑斓
胡　杰	胡　锦	钟绍平	贺　旻	秦智勇	顾宇翔	倪　伟
郭　玮	唐妍敏	黄　翔	龚小家	鹿　斌	彭伟锋	葛安岩
董继宏	谢　嵘	蔡　旸	潘　雯			

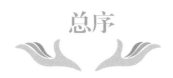

总序

    上海医学院创建于 1927 年，是中国人创办的第一所"国立"大学医学院，颜福庆出任首任院长。颜福庆院长是著名的公共卫生专家，还是中华医学会的创始人之一，他在《中华医学会宣言书》中指出，医学会的宗旨之一，就是"普及医学卫生"。上海医学院为中国医务界培养了一大批栋梁之材，1952 年更名为上海第一医学院。1956 年，国家评定了首批，也是唯一一批一级教授，上海第一医学院入选了 16 人，仅次于北京大学，在全国医学院校中也是绝无仅有。1985 年医学院更名为上海医科大学。2000 年，复旦大学与上海医科大学合并组建成复旦大学上海医学院。历史的变迁，没有阻断"上医"人"普及医学卫生"的理念和精神，各家附属医院身体力行，努力打造健康科普文化，形成了很多各具特色的科普品牌。

    随着社会的发展，生活方式的改变，传统的医疗模式也逐渐向"防、治、养"模式转变。2016 年，习近平主席在全国卫生与健康大会上强调"要倡导健康文明的生活方式，树立大卫生、大健康的观念，把以治病为中心转变为以人民健康为中心"。自此，大健康的概念在中国普及。所谓"大健康"，就是围绕人的衣食住行、生老病死，对生命实施全程、全面、全要素地呵护，是既追求个体生理、身体健康，也追求心理、精神等各方面健康的过程。"大健康"比

"健康"的范畴更加广泛，更加强调全局性和全周期性，需要大众与医学工作者一起参与到自身的健康管理中来。党的二十大报告提出"加强国家科普能力建设"，推进"健康中国"建设，"把人民健康放在优先发展的战略地位"，而"健康中国"建设离不开全民健康素养的提升。《人民日报》发文指出，医生应把健康教育与治病救人摆在同样重要的位置。健康科普的必要性不言而喻，新时期的医生应该是"一岗双责"，一边做医疗业务，同时也要做健康教育，将正确的防病治病理念和健康教育传播给社会公众。

为此，2018年12月26日，国内首个医学科普研究所——复旦大学医学科普研究所在复旦大学附属中山医院成立。该研究所由国家科技进步二等奖获得者董健教授任所长，联合复旦大学各附属医院、基础医学院、公共卫生学院、新闻学院等搭建了我国医学科普的专业研究平台，整合医学、传媒等各界智慧与资源，进行医学科普创作、学术研究，并进行医学科普学术咨询和提交政策建议、制定相关行业规范，及时发布权威医学信息，打假网络医学健康"毒鸡汤"，改变网络上的医疗和健康信息鱼龙混杂让老百姓无所适从的状况，切实满足人民群众对医学健康知识的需求，这无疑是对"上医精神"的良好传承。

为了贯彻执行"大健康"理念和建设"健康中国"，由复旦大学医学科普研究所牵头发起，组织复旦大学上海医学院各大附属医院的专家按身体系统和"大专科"的分类编写了这套"医学专家聊健康热点（复旦大健康科普）丛书"，打破了以往按某一专科为核心的科普书籍编写模式。比如，将神经、心脏、胃肠消化、呼吸系统的科普内容整合，不再细分内外科，还增加了肿瘤防治、皮肤美容等时下大众关注的热门健康知识。本丛书共有18本分册，基本涵盖了衣食住行、生老病死等全生命周期健康科普知识，也关注心理和精神等方面的健康。每个分册的主编均为复旦大学各附属医院著名教授，都是各专业的领军人物，从而保证了内容的权威性和科学性。

　　丛书中每个小标题即是一个大众关心的医学话题或者小知识，这些内容精选于近年来在复旦大学医学科普研究所、各附属医院自媒体平台上发表的推文，标题和内容都经过反复斟酌讨论，力求简单易懂，兼具科学性和趣味性，希望能向大众传达全面、准确的健康科普知识，提高大众科学素养和健康水平，助力"健康中国"行动。

樊嘉

中国科学院院士

复旦大学附属中山医院院长

董健

复旦大学医学科普研究所所长

复旦大学附属中山医院骨科主任

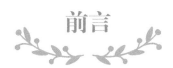

前言

　　神经系统疾病是临床常见疾病。全球疾病负担研究显示：神经系统疾病影响了全球 43.1% 的人口，导致的伤残调整寿命年损失（DALY）达 4.43 亿年。脑卒中、痴呆、脑肿瘤等神经系统疾病已经成为导致人口健康不良和残疾的主要原因。

　　为了让大众不再谈病色变，不再焦虑可能的罹患疾病风险，不再被不当的防病方式误导，我们组织多位神经内外科专家同道，共同撰写了《神经内外科专家聊健康热点》一书，帮助广大读者正确认识、早期预防疾病。本书用深入浅出的语言、生动的案例、最新的医学进展，介绍了神经内外科疾病相关知识，解答大众关心的热点问题。

　　本书按照神经内外科疾病和常见症状进行了分类，共分 9 章，介绍了脑卒中、癫痫、脑肿瘤、脑外伤，以及脊髓、周围神经疾病的临床表现、治疗方案、日常生活注意事项等。书中所涉的疾病均是神经内外科临床常见疾病，所介绍的预防方式、早期规范诊疗、良好的生活习惯都是疾病防治的根本。针对一些大众关心的问题，如：颈动脉斑块如何处理，脑缺血灶要不要紧，癫痫会不会遗传，辐射和脑肿瘤的关系，手麻就是脑梗了吗等，本书均有介绍。

　　本书也对常见的临床症状，如头痛、睡眠障碍、记忆障碍、步态障碍等进行了介绍，有助于读者了解这些症状背后的原因，掌握正确的防病健体方案，促进疾病的早诊断、早康复。针对这些症状，本书也推荐了一些行之有效的脑健康小窍门，如：如何改善睡眠，怎么锻炼大脑功能，怎样养成良好的睡眠习惯等，相信将对读者有所裨益。

随着人们寿命的延长，人口老龄化进程的加快，生活方式的改变和中青年人群工作生活压力增大，慢性非感染性神经系统疾病（脑卒中、痴呆、偏头痛、癫痫、脑肿瘤）的患病风险不断增加。我们相信书中针对神经系统疾病所介绍的危险因素控制、生活方式改变、预防性措施、疾病早期干预和复健等相关健康提示，有助于读者获得科学的脑健康知识，使脑疾病不再让人"摸不着头脑"。

由于时间所限，且新型诊疗技术不断发展，书中疏漏和不足之处在所难免，希望广大读者、同仁在阅读过程中多提宝贵意见。

汪昕

复旦大学附属中山医院神经内科主任

毛颖

复旦大学附属华山医院院长

2024 年 5 月

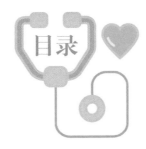

总序 ·· 1

前言 ·· 1

癫痫热点问题

认识癫痫 ·· 2

　"痫"来你认识吗，癫痫发作还能这么来? ············· 2

　一打麻将就癫痫发作，为什么? ························ 7

　癫痫中的人格改变 ·································· 10

　癫痫患者最近心情不好，当心共患抑郁 ············· 12

　癫痫会遗传吗? ···································· 15

　自身免疫性脑炎知多少 ······························ 18

　关于癫痫的谣言，你都中招了吗? ·················· 21

日常注意 ·· 26

　秋天的第一杯奶茶，癫痫患者能喝吗? ············· 26

　冬令进补吃羊肉，癫痫患者可以吗? ··············· 28

　"老君山上吃泡面"，癫痫患者可以登高吗? ········· 31

　癫痫患者需要警惕的感冒药成分 ··················· 33

　假期游戏娱乐，警惕光敏性癫痫 ··················· 36

诊疗常识 ··· 39

　遇到癫痫发作，如何正确急救？ ························· 39

　何时应该监测抗癫痫药物血药浓度？ ·················· 43

　脑电图、脑血流图傻傻分不清楚？解析脑电图检查小知识····· 46

　从"用"到"停"，抗癫痫用药八注意 ·················· 48

　小心！这些抗菌药物可能诱发癫痫发作 ·············· 55

　备孕期间抗癫痫药还能吃吗？ ··························· 60

　癫痫可以手术治疗吗？ ···································· 63

　寻找难治性癫痫的根源——立体定向脑电图（SEEG）········· 66

脑血管病热点问题

认识卒中 ··· 72

　科学有效防治脑卒中 ······································ 72

　年轻人也会发生缺血性卒中吗？ ······················ 75

　天热也谈脑出血 ·· 77

　脑子里长白点？发现脑缺血灶怎么办？ ·············· 79

　脑微出血等于脑出血吗？ ································· 82

　什么是神经元核内包涵体病？ ··························· 85

　大脑深部的不定时炸弹——脑动脉瘤 ·················· 90

　脑血管"短路"引发的问题——动静脉畸形和动静脉瘘········ 93

　什么是烟雾病？ ·· 96

预防卒中 ··· 99

　学会解读血脂报告 ··· 99

　同型半胱氨酸那些事儿 ···································104

　颈动脉斑块之认知篇 ······································109

　颈动脉斑块之手术篇 ······································112

　颈动脉斑块之药物篇 ······································115

脑小血管发病也是高血压犯了？·····················117

卒中救治·····················120

急性缺血性卒中黄金时间内的神奇"药方"···········120

"伤胃"的阿司匹林何时服用好？···············123

你需要知道的卒中急救常识···················125

疏通脑血管：黄金六小时，既分高下，也决生死·······127

关于脑出血手术的那些事儿···················130

进食费力，饮水呛咳？小心吞咽障碍·············134

头痛热点问题

认识头痛·····················140

偏侧头痛就是"偏头痛"吗？·················140

多个"心眼"，还会导致偏头痛？···············142

紧张型头痛是因为紧张引起的吗？···············144

"天下第一痛"——三叉神经痛···············146

老年人近期突发头痛，要当心"颞动脉炎"·········148

日常注意·····················150

小日记，大学问——防治偏头痛，从"头痛日记"开始·······150

头痛也能吃出来？·····················152

不容忽视的头痛危险信号···················154

头痛治疗·····················156

偏头痛急性发作，止痛药怎么用？···············156

除了硬扛，头痛还有很多治疗方法·············158

认知障碍热点问题

认识认知障碍·····················162

"抓不住证据"的认知障碍·················162

关于阿尔茨海默病，你需要知道这些 ……………………… 164

认知功能减退？赶紧过来查一查 ……………………… 167

什么是"脑雾"？ ……………………… 170

远离痴呆 ……………………………………………………… 172

算算你离痴呆有多远？ ……………………………… 172

如何优雅地老去？ ……………………………………… 175

肠道里的小小细菌竟然可以影响大脑？ …………… 179

若想远离痴呆，请当这样的食客 …………………… 181

远离痴呆，从每天做对的小事开始 ………………… 183

锻炼大脑 ……………………………………………………… 187

为什么元认知能力这么重要？ ……………………… 187

话语里的健康"密码" ………………………………… 190

一学习就想"摸鱼"？不如试试这个 ……………… 193

灵光小脑瓜，五步来养成 …………………………… 196

睡眠热点问题

睡眠生理 ……………………………………………………… 202

睡梦何以破碎？ ………………………………………… 202

睡眠是健康的基石 …………………………………… 204

助眠策略 ……………………………………………………… 206

失眠的"非主流"疗法——换条被子 ……………… 206

我要稳稳的好睡眠——睡眠认知行为疗法 ………… 208

养成良好的睡眠习惯，拥有健康美好生活 ………… 211

忙碌生活中如何高效地休息 ………………………… 213

步态异常与帕金森热点问题

步态异常 ··· 216

  步履之间，暗藏玄机 ·· 216

  走路不好莫要慌，规范锻炼助康复 ······················ 219

  认识帕金森病 ·· 228

  胃不好，怎么走路都摇晃了？ ····························· 233

综合治疗 ··· 236

  药物治疗效果差不要"帕"，教你帕金森病的其他治疗方法······236

脑外伤热点问题

  为什么老年人摔了一跤就会导致颅脑损伤？ ··········· 240

  颅脑损伤后昏迷的患者还会不会醒过来？ ·············· 242

  碰到颅脑损伤的患者应该怎么办？ ······················ 244

  什么样的颅脑损伤患者需要手术治疗？ ················· 246

脑肿瘤热点问题

临床表现 ··· 250

  头号"杀手"——儿童脑瘤 ································· 250

  脑瘤的警告信号，你读懂了吗？ ·························· 254

  手机辐射和脑肿瘤有关系吗？ ····························· 257

  头痛会不会是得了脑瘤？ ··································· 260

  "肾虚"竟是脑瘤作怪？当心颅内听神经瘤 ············ 263

  婚后不育，难道和脑子有关？ ····························· 266

  视力下降怪手机？当心是脑垂体瘤 ······················ 268

  经期紊乱、溢乳、总是长痘痘，催乳素升高怎么办？ ········· 271

  脸大脸圆，瘦不下来的肚子，可能不仅仅是发福 ················ 274

手术治疗···276

发现脑瘤怎么办？脑瘤有哪些治疗方法？·············276

脑瘤可以做微创手术吗？术后容易转移复发吗？·······279

脑瘤患者饮食需要忌口吗？···························281

脑积水是脑子里进水了吗？脑积水需要手术吗？·······284

脊髓及周围神经热点问题

脊髓肿瘤知多少？···································288

Chiari 畸形是什么病？·····························291

寰枢椎脱位···295

肌电图，到底是什么检查？···························299

为什么会手麻？人体电力系统来告诉你···············304

手麻就是卒中吗？···································309

都是二郎腿惹的祸？·································313

No. 1656801

处方笺

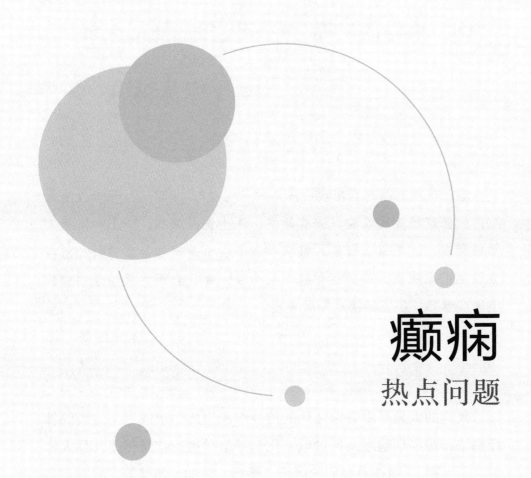

癫痫
热点问题

医师: _____

临床名医的心血之作……

认识癫痫

"痫"来你认识吗，癫痫发作还能这么来？

老王这段时间总会出现一阵阵的"愣神"，家里人叫他也没有反应，到医院检查发现脑电波有异常，医生说是癫痫。老王和家里人都很疑惑：这是怎么回事，癫痫难道不应该是倒地抽搐的吗？医生告诉他们癫痫是大脑神经细胞受累所致，症状会因受累神经细胞的不同而各异，不止抽搐这一种表现。

为什么会得癫痫？

我们的大脑是由数以亿计的神经细胞组成，形成一个庞大的神经网络，神经细胞之间通过电、化学等信号进行信息传递，是人体的"司令部"，指挥着我们的运动、感觉、认知、情绪等。

癫痫俗称"羊角风"或"羊癫疯"，是大脑内神经细胞反复自发异常放电，并通过神经网络传播到局部脑区甚至全脑，导致短暂大脑功能障碍的一种慢性疾病。我们所熟知的世界名画《向日葵》的作者——著名画家梵高就罹患癫痫；著名军事家拿破仑也是癫痫患者；女明星大S也曾因为癫痫发作而被送往医院救治。

神经递质是神经细胞之间信号传递的"信使"，有兴奋性及抑制性递质两大类。在癫痫网络中，重要的兴奋性递质是谷氨酸、抑制性递质是 γ–氨基丁酸（GABA）。正常人中两类递质维持平衡以保证大脑的功能运作，而在癫痫患者中，两类递质平衡被打破，兴奋性递质活性增高和（或）抑制性递质活性降低，导致神经细胞之间异常兴奋的传导，神经网络被"点燃"和"燎原"，最终导致癫痫发作。

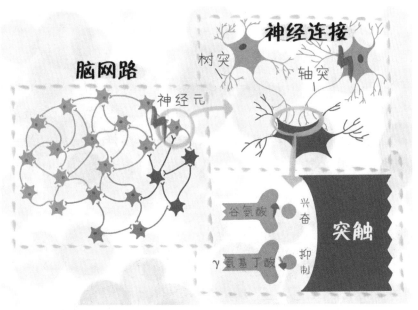

图 1　癫痫的发生机制：大脑神经元反复异常放电

癫痫有哪些表现？

提到癫痫发作，大家首先想到的是：意识丧失、四肢绷直、全身抽搐、双眼上翻、牙关紧闭、口吐白沫，有时还伴有舌头咬伤、大小便失禁等。在医学中，癫痫除了这种"高调"的全面强直–阵挛发作形式，还有其他不同的"低调"发作形式。下面举几个生活中常见的癫痫发作的例子。

"失神发作"在儿童和青少年中常见，可表现为发作之前的活动突然终止，发呆，呼之不应，常可由过度通气（加深加快的呼吸）诱发。部分患者可出现反复肢体短暂而快速地抖动，而人保持清醒，例如吃饭时突然手抖，筷子掉落，称之为"肌阵挛发作"。上述提到的癫痫发作形式均累及整个大脑，因此称为"全面性发作"。

另一种发作类型是"局灶性发作"，指异常放电仅累及部分脑区。大脑分为左右半球，每个半球各自分为额叶、顶叶、颞叶、枕叶和岛叶这几个脑叶，各司其职，不同脑区受累引起的症状大相径庭。有的患者会出现头眼、肢体向一侧偏转；有的患者会出现无意识地咂嘴、咀嚼、摸索，甚至四处游走；还有的患者会有强烈的恐惧情绪，或是听到不存在的声音、看到不存在的事物；甚至有些特殊类型的癫痫仅表现为头晕、愣神、腹部不适、晕倒等，极易被忽视。

总之，癫痫的发作类型和临床表现纷繁多样，尤其是对一些反复出现的、刻板的、发作性的症状应予以高度重视，及时就医和治疗，以免延误病情。

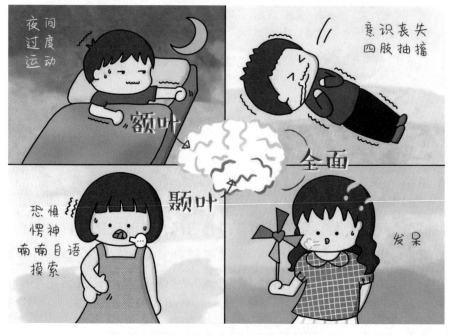

图2　癫痫的不同发作类型

如何诊断癫痫?

癫痫的诊断需由专业的神经科医生作出。医生将询问患者的首次发作年龄、发作形式、发作频率和持续时间、有无诱因、出生和家族史等,对患者进行体格检查,以及认知和情绪的评估。癫痫的辅助诊断中,脑部磁共振(MRI)和脑电图(EEG)是一双"利器",前者评估患者的脑内是否有结构的异常,后者评估神经细胞电生理功能的状况,两者相辅相成。如果把我们大脑比喻成一台"家电",首先是所有部件都要完好(结构),还要插上电源,电路通畅,没有断电或短路(功能)。癫痫患者可能捕捉到脑电图电生理异常,伴或不伴有磁共振上脑部结构异常。部分患者可能还需要完善血清自身免疫相关抗体、基因等检查明确癫痫病因。医生将综合临床症状、体征、辅助检查结果综合诊断癫痫。

值得注意的是,脑电图是癫痫患者一生中的采样片段,仅代表记录期间大脑的活动,因此一次脑电图没有问题不代表不是癫痫。癫痫患者应规律随访脑电图,延长脑电波监测时程,必要时在监测时诱发发作,指导癫痫的诊断、分类和疗效监测。

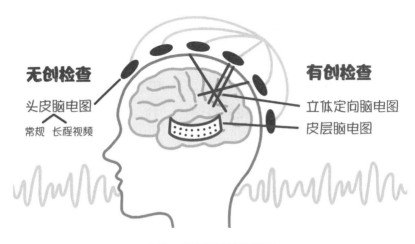

无创检查
头皮脑电图
常规 长程视频

有创检查
立体定向脑电图
皮层脑电图

图 3 脑电图的检查类型

得了癫痫怎么办？

首先，要明确癫痫发作时该做什么。我们需要确认环境安全，保护好患者不要受伤。"大发作时"应解开患者衣领，侧过患者头部，及时清理气道分泌物，保持呼吸道通畅。切勿往口中塞任何东西，不要用力掰肢体，不要做"掐人中、放血"，甚至"心肺复苏"等可能伤害患者的动作。多数患者的癫痫发作可自行缓解，如发作持续不能缓解，需立即将患者送医。

其次，在医生指导下选择合适的抗癫痫药物，药物需逐渐加量，密切随访，注意有无皮疹，监测血常规、肝肾功能、血药浓度。部分患者单个药物控制不佳，需换药或加用其他药物；是否能停药也需在医生评估指导下进行。如果癫痫是由脑血管病、颅内感染、自身免疫性疾病引起，应针对病因治疗，避免诱因和促进因素。

最后，对于多种抗癫痫药物使用下控制仍不佳的"难治性癫痫"患者，手术、神经调控等治疗方式亦是一种选择。

总结

综上所述，癫痫是神经细胞病理性异常放电，导致短暂大脑功能障碍的一种慢性疾病；癫痫的发作形式多样；诊断需专业医生综合评估临床症状、体征、辅助检查结果；癫痫发作时应注意保护患者，保持气道通畅；癫痫的治疗方式首选抗癫痫药物，积极治疗病因，难治性患者可考虑手术和神经调控治疗。

（汪昕）

（插画：罗雯怡）

一打麻将就癫痫发作，为什么?

老王是个麻将爱好者，每天不打几圈就心里痒痒。某天在一副"自摸"牌后老王突然意识丧失伴肢体抽搐，摔倒在地。经医院诊治后确诊为癫痫。此后老王一打麻将就出现癫痫发作，不打麻将时从未发作。这对于重度麻将爱好者的老王来说异常痛苦，老王的爱人则认为是麻将下的"蛊"……

这究竟是怎么回事呢？原来老王的这种癫痫叫作"反射性癫痫"。

反射性癫痫（reflex epilepsy）是指在反复、固定、明确的感知或认知刺激下诱发的癫痫，占所有癫痫的 5%，临床上相对少见。

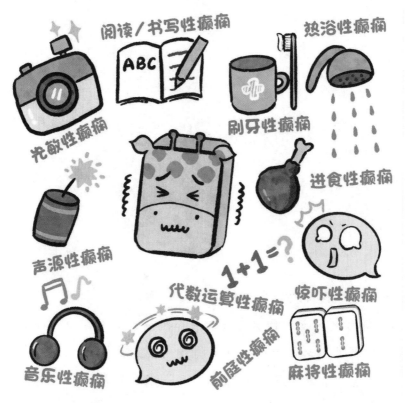

图 4　反射性癫痫的类型

反射性癫痫常见诱发因素有哪些?

视觉诱因:闪烁的光、视觉固定、复杂的视觉模式、观看特定的对象或其他视觉刺激诱发发作,例如光敏感性癫痫、阅读性癫痫、书写性癫痫。

体感刺激:也叫躯体感觉刺激,包括外界躯体感觉刺激、本体感觉刺激和复杂本体感觉刺激,例如刷牙性癫痫、热浴性癫痫、进食性癫痫。

听觉、前庭、嗅觉、味觉刺激:包含单纯声音或单次诱发的癫痫发作、音乐源性癫痫发作、味觉诱发进食性癫痫以及前庭刺激诱发的癫痫。

高级活动诱发:由认知、情感、任务决策及其他复杂的刺激诱发的癫痫发作，例如代数运算性癫痫、惊吓性癫痫、麻将性癫痫等。

目前认为，不同因素所诱发出的癫痫发作形式与被激活的致痫网络解剖功能有关，患者可出现多种发作形式，与刺激模式无直接关系。打麻将的过程实际上是大脑对信息进行整合及处理的过程，涉及大量对信息的输入、记忆、计算、推理、决策与输出等，在这些过程中患者的空间思维、视觉刺激及自身活动（例如熬夜通宵打麻将、狭小空间聚在一起打麻将、边麻将边吸烟喝酒等）均能导致癫痫发作。

那么问题来了，以后还能打麻将吗？

反射性癫痫治疗最重要的方面就是避免诱发因素！因此，为了你和家人的健康，请果断放弃打麻将，选择一些更为轻松愉悦的娱乐方式。

（毛玲艳）

（插画：罗雯怡）

癫痫中的人格改变

老李是一位退休教师，确诊为癫痫 20 年余，近几年控制良好，未再发作。年轻时的老李谦虚儒雅，最近老李的爱人越来越觉得老李的性格发生了变化。经常为了小事与邻居及家人吵架，也不关心周围的事。而老李觉得自已很正常，都是别人不理解他。医生经过仔细地询问和评估，认为老李是癫痫合并人格改变。

人格与人格改变

人格是一种独特的思维、感觉和行为方式。人格是指整个个体心理特征，包括性格、气质、才能、兴趣、爱好以及智能的总和，主要反映在对生活的态度、意志行为的方式和情绪反应状态等方面。人格改变指成年后由于各种原因（脑部外伤、其他疾病等）所致的人格变化。

癫痫中的人格改变

癫痫是一种慢性神经系统疾病。自 20 世纪 60 年代起，人们已经认识到癫痫患者可合并显著的人格改变，可出现好斗、敌对、情绪化、易激惹、自罪自责、依赖、偏执和低情商等，导致社会适应不良、自我评价低、失落感强等。即使癫痫发作得到控制，癫痫患者的这种人格改变在发作间期（即无发作的时候）长期存在，影响癫痫患者的社会接触、自我评价、生活质量以及认知功能。

癫痫患者的人格特点主要表现为精神质、内向质及神经质。精神质人格的患者主要表现为孤僻、倔强，对周围缺乏关心及同情心。内向质人格的患者多性格内向，社交接触减少。神经质人格的患者多情绪不稳定、易激动等。可以通过艾森克人格问卷等评估手段了解患者的人格特质。

癫痫中人格改变的原因

癫痫患者出现人格改变可能存在器质性基础，癫痫疾病的病程及脑内白质网络的异常均与此相关。额叶位于大脑前头部，颞叶位于大脑底外侧面。额叶与颞叶均是控制人类的情绪和精神活动的高级中枢。额颞之间白质联络的异常是癫痫人格改变的可能机制之一。

白质在人脑中就像电线，连接了数以亿计的电器（神经元），形成了复杂的神经网络。神经元的活动可沿着白质向其他神经元传导。反复癫痫发作可能导致白质联络的损伤及异常网络的重塑。这种损伤与重塑就如同黄河断流及周边农田倒灌，改变了正常的神经传导途径，影响正常的人格相关脑网络连接，导致癫痫中的人格改变。

总结

癫痫患者不仅需要重视对发作的控制，也要关注相关人格问题，癫痫患者合并人格障碍存在器质性基础，进行早期识别及干预，有助于提高生活质量和社会适应能力。

（毛玲艳）

癫痫患者最近心情不好，当心共患抑郁

门诊时间，王大伯沉默许久后低声说道："我不晓得下次发病时间，总是会担惊受怕，整个人心情都不好了！"细细了解，原来王大伯是一名刚确诊癫痫的患者。

癫痫患者抑郁症共病的发生率

癫痫共病抑郁的发病率远高于一般人群。截至 2016 年 7 月，癫痫患者抑郁症的总患病率达 22.9%，癫痫共病抑郁患者的自杀风险（21.4%，RR=13.7）远高于一般人群（0.74%，RR=3.17）。在癫痫患者所有情绪障碍的类型中，抑郁症的发病率最高，可达到 30% 左右。在颞叶癫痫和难治性癫痫患者中抑郁症的共病发生率甚至高达50%~60%。在我们国家，对北京、上海、广州等大城市的多家三甲医院的癫痫患者调查显示癫痫患者的抑郁和（或）焦虑障碍的发生率在 20%~30%。癫痫发作与抑郁症的发生相互影响，不仅抑郁症的严重程度与癫痫患者病情的严重程度密切相关，而且抑郁症也增加了癫痫发作控制的难度。甚至，大量的临床和实验研究表明，癫痫和抑郁症存在共同的发病机制，例如共同的脑区受累、神经递质通路异常和炎症机制的影响等，可能解释了癫痫与抑郁症共病发生率高的原因。

癫痫共病抑郁的原因是什么？

越来越多的证据表明，癫痫和抑郁症之间存在双向关系。在临床中，癫痫发作严重程度、发作频率、抗癫痫药物服用情况及耐药性、社会心理因素是诱发癫痫患者抑郁的危险因素。

基础研究进一步表明，中枢神经系统神经递质紊乱、下丘脑—垂体—肾上腺轴异常活跃、脑结构改变和炎症机制是癫痫与抑郁共病的主要机制。

促进癫痫患者发生抑郁症共病的高危因素有哪些？

以下因素可能会促进癫痫患者抑郁症的发生，需要引起患者、家属和临床医生的重视。

（1）癫痫疾病本身的影响：频繁的癫痫发作、癫痫的发作类型（例如颞叶癫痫）、有癫痫持续状态发生的病史都是促发癫痫患者出现抑郁症共病的重要因素。

（2）抗癫痫药物的影响：癫痫患者需要长期服用抗癫痫药物以控制癫痫发作，某些抗癫痫药物可能存在致情绪障碍的不良反应，因此选用抗癫痫药物时患者一定要告知医生自己是否有过抑郁症或其他精神疾病的病史。

（3）年龄、性别、病程和社会因素的影响：年龄偏大、女性、病程较长以及社会经济地位较低的癫痫患者更容易发生抑郁症。

如何识别癫痫患者的抑郁症状？

癫痫患者的抑郁症状除了具有与原发性抑郁症患者共同的症状如情绪低落、失眠、兴趣减少、负罪感、精力减退、注意力不能集中等症状群之外，可能还具有某些不典型的临床表现，例如易怒、激动、挫败感等，而且症状随着癫痫发作期和发作间期呈现反复波动，在症状缓解期有时非常容易被忽视。另外，癫痫患者的自杀观念发生率也较高。因此，家属应经常关注癫痫患者的情绪状态变化，如发现有异常应及时寻求专业医生帮助。目前，国内已有专门针对癫痫患者的抑郁筛查量表（NDDI-E 中文版），如果患者自评分数大于 6 分，建议及时至专业医疗机构就诊。

如何治疗癫痫患者的抑郁共病？

一旦识别癫痫患者存在抑郁症的倾向，建议积极采取措施进行干预，最好向癫痫专科医生或心理医生寻求专业治疗意见。对于症状较轻的患者，建议以心理治疗、家庭支持和放松疗法等非药物治疗为主。如果要选用药物治疗，可首选同时具有稳定情绪作用的抗癫痫药物，这样可达到"一石二鸟"的目的。在抗抑郁药物选用方面，一方面要注意某些抗抑郁药物的潜在致癫痫加重风险；另一方面还要注意抗癫痫药和抗抑郁药之间的相互作用，尽量选用药代动力学相互作用较少的抗抑郁药。另外，传统中医药作用较为温和，可根据医生建议适当选用。其他的非药物治疗方法如经颅磁刺激或经颅直流电刺激也可针对性地选用。重症抑郁患者如有自杀观念应及时转诊至专业心理机构治疗。

（彭伟锋）

癫痫会遗传吗？

俗话说"龙生龙，凤生凤"，遗传有助于每个种族优良基因的繁衍与传承，但同时也不可避免地会将部分"缺陷基因"选择性遗传给后代。

对于大部分癫痫患者，尤其是年轻生育期癫痫患者而言，"癫痫会遗传吗？"无疑是患者及其家属最为关心的问题之一。

对于癫痫患者而言，一定会遵循"有其父必有其子"的规律吗？答案当然不能一概而论。在回答这个问题前，首先要明确的一点是：到底是什么引起了癫痫发作？

2017 年国际抗癫痫联盟（ILAE）将癫痫病因分为结构性、遗传性、感染性、代谢性、免疫性及未知病因。

大脑结构性异常导致癫痫，也就是存在明确病因的癫痫。常见的病因包括脑肿瘤、脑外伤、手术、脑梗死、脑出血、脑炎、中毒等。

另外，围产期的产伤、窒息引起的脑病也是新生儿或儿童癫痫的常见病因。对于上述有明确脑损伤病因的患者，他们的癫痫大多不会遗传。如果这些患者能够找到并去除病因，比如切除颅内肿瘤，控制颅内感染后，癫痫发作也可以得到较好控制。

然而，并不是所有的结构性癫痫都和遗传无关。对于一些先天性因素或遗传学因素如脑皮层发育不良、结节性硬化症引起的癫痫患者虽然发现脑结构异常，大部分是基因异常导致的。是否有遗传，不同的基因遗传模式不同，需要咨询医生。

我们常说的遗传性癫痫，常存在比较明显的家族史，患者起病年龄较早。需要注意的是，不是家族每个发病的患者表现都一样，可能有些较轻，比如仅单次发作的热性惊厥，而有些是严重的难治性癫痫。

即使没有家族史，患者本人可能存在基因新发突变，医生会根据病情特点辅助基因检测结果进行诊断。

全外显子组基因测序为癫痫患者最常见的检测方法，部分患者还需要进行线粒体检测、动态突变、染色体分析、长读长测序等其他检测方法发现异常。如"线粒体脑肌病伴乳酸中毒及卒中样发作"为母系遗传的线粒体疾病，"齿状核红核苍白球路易体萎缩"为ATN基因的CAG三核苷酸重复扩增导致。这些疾病的发现无法仅通过全外显组基因测序发现，需进一步借助线粒体、动态突变检测技术明确。

对于疑似致病性的基因位点，还需要进行进一步的家系验证或功能验证以明确其致病或遗传特点。

对合并致病基因的患者而言，其后代发生癫痫的概率可能更高，但并不意味着其后代会100%发生癫痫。除了本身单基因、多基因的遗传基础外，人体基因在遗传中发生的变化，如基因突变也使得遗传本身更加错综复杂。如多基因遗传患者因同时还受到各种环境因素的影响，患者后代可能并不患病。而对于隐性致病基因携带者而言，即使患者本身不发病，后代也可能患病。

无论你是何种类型的癫痫，都建议进一步咨询癫痫专科医生并完善相关检查，寻求病因。

如病史和相关检查评估确实提示你的癫痫发病和某些特点基因相关，建议除了治疗癫痫外，还要进一步完善基因检测，明确病因。尤其注意避免近亲结婚，否则会有遗传病发病率增加的风险。对癫痫患者，更应注重及时进行孕前遗传咨询、胎儿产前诊断，均有助于明确癫痫的遗传性。

（蔡旸）

自身免疫性脑炎知多少

什么是自身免疫性脑炎？

自身免疫性脑炎，是由自身免疫反应引起的中枢神经系统炎性疾病。正常情况下，人体的自身免疫系统就像是士兵，能够时时刻刻监视我们的内外环境，帮助我们抵御各种有害成分的攻击。但某些情况下，比如一些肿瘤性疾病、感染性疾病，会蒙蔽我们的免疫系统，使免疫系统将

什么是自身免疫性
脑炎（视频）

一些人体的自身成分误判为外来危险成分，通过产生针对这些自身成分的抗体，来对肌体正常组织进行攻击，从而导致自身免疫性疾病。当免疫系统对脑组织的某些成分产生攻击时，会引起一系列脑炎的症状——也就是自身免疫性脑炎。

大脑是人体的司令部，不同部位的脑组织发挥不同的功能，有的控制认知，有的控制运动，有的控制睡眠，有的控制语言……当这些不同功能的脑组织受到自身免疫性抗体攻击后会出现各种不同的症状，如记忆障碍、认知障碍、言语障碍、意识障碍、癫痫发作等。

哪些表现可能是自身免疫性脑炎？

如果近期出现了认知功能障碍：比如不认识家人朋友了，近期发生的事情记不住了，或是理解能力变差了……

或近期出现了精神行为异常：经常胡言乱语、性格发生改变、脾气变得非常不稳定……

或近期出现了癫痫样发作：肢体抽搐、口吐白沫、意识丧失……

或近期出现了明显的睡眠障碍：变得非常贪睡、睡眠行为明显异常如昼夜颠倒，晚上不睡白天睡……

或近期出现了自主神经功能障碍：心跳忽快忽慢、血压忽高忽低、汗毛竖立、总觉得喘不上气……

如果有以上症状，需要到医院就诊，请神经内科的医生评估是不是有自身免疫性脑炎的可能。

如何判断自身免疫性脑炎？

通常医生会结合患者的相关症状，为患者安排一系列的检查。首选是一些无创的检查，如头颅磁共振和脑电图的检查。当医生认为患者有自身免疫性脑炎的可能时，会进一步对患者的自身免疫性抗体进行检测。采集患者的外周血和脑脊液，送到专业的检测部门进行相关抗体的检测。一般来说，当血液和（或）脑脊液出现明确的抗体阳性，且这个抗体确实能够引起患者的临床表现时，医生会确诊患者得了自身免疫性脑炎。

自身免疫性脑炎能治吗？

诊断为自身免疫性脑炎后不要过度恐慌，在医生的精准治疗下大部分患者的病情都能够得到缓解，不会影响患者的寿命。

医生会对患者进行全身详细的评估，尽可能找到导致患者发生自身免疫性脑炎的诱因，并尽可能去除。

临床上可以通过使用激素冲击、丙种球蛋白（IVIg）、血浆置换等免疫治疗方法有效抑制病情的进展。在此基础上再配合一些对症治疗的药物，能够帮助患者明显缓解症状，逐步恢复至能够正常生活。

（刘旭）

关于癫痫的谣言，你都中招了吗？

癫痫都是遗传的吗？

不能一概而论。许多儿童期起病的患者的确都有一些遗传的因素，基因检测有助于明确病因。还有很多可能影响脑部神经元功能，导致异常网络形成的原因，如：颅内/外肿瘤、头颅外伤（颅骨骨折、脑挫裂伤、颅内血肿等）、颅脑手术（肿瘤切除术、颅内出血开颅术等）、脑血管疾病（脑梗死、脑出血、动静脉畸形）、中枢神经系统感染和炎症（病毒性脑炎、结核性脑膜炎、自身免疫性脑炎、寄生虫感染、神经梅毒等）、围产期因素（缺氧、产伤、窒息）、继发性脑病（缺血缺氧性脑病、一氧化碳中毒、尿毒症性脑病）、系统性疾病（如系统性红斑狼疮、糖尿病）、代谢性疾病、痴呆等变性疾病、海马硬化等。

对于由后天性因素如外伤、手术、肿瘤、脑血管疾病、感染、中毒等引起的症状性癫痫患者，在去除或控制病因（如肿瘤切除、感染好转）后，癫痫发作常可以得到较好控制。

癫痫治不好吗？

其实，通过正确规范的药物治疗，约 70% 的癫痫患者能得到有效的控制。即使药物控制欠佳，一些患者还能根据自身的情况，选择手术、生酮饮食或神经调控等治疗方案。一般而言，正确规范的治疗，可以良好地控制癫痫发作，癫痫患者仍然可以正常地学习、工作、结婚、生育。偶尔 1 次小发作，无需过度焦虑，找到发作诱因，如缺觉、饮酒、过度劳累、闪光刺激等，并小心避免，结合规律服药可以控制好癫痫发作。

老了不会得癫痫？

"一把年纪了为什么还会得癫痫？"是不少患友的疑问，认为癫痫都是年轻人的事。其实，癫痫在任何年龄都可发病，儿童及老年是发病的两个高峰。根据流行病学调查显示，在 60 岁以上人群中，年龄每增加 10 岁，癫痫的年发病率也随之增高。近年来随着我国步入老龄化社会，老年癫痫的发病率也呈现出上升趋势。

老年期癫痫常见病因依次为脑血管病、痴呆、创伤、颅内肿瘤和神经系统退行性疾病。老年患者的癫痫发作多为局灶性发作，而癫痫持续状态在老年患者中也并不少见。在治疗方面，不仅要专注于癫痫的治疗，更应着重于基础疾病的治疗，进行个体化评估及用药。

癫痫急救时要掐人中、嘴巴塞毛巾？

错误！患者抽搐时不要用力按压抽搐的肢体，无论是用手强按、掐按人中，还是临时灌药等都无法缩短发作时程、减轻发作强度。强行向口中塞入异物更存在窒息风险。

正确的做法是"二保、二不"：保持患者呼吸道的畅通；保护患者的头部以及身体的安全；不要强行制止患者发作；不要将异物强行塞入患者口中。

癫痫患者不能吃鸡肉？

不少民间传言称鸡肉属于"发物"，所以有癫痫患者不宜吃鸡肉的说法。这种说法看似很有道理，实则没有科学依据。首先"发物"指的是能够加重过敏或使过敏疾病复发的一类食物，而在医学上鸡肉是否属于"发物"尚存在争议。其次，癫痫患者不宜饮用的是酒、浓茶、咖啡等刺激性食物，目前并没有研究表明鸡肉这种优质蛋白会诱发癫痫发作。

但是，类似炸鸡等油炸的做法会加重肝脏代谢负担，增加患者肥胖率，而有些抗癫痫药物本身就存在肝功能受损、体重增加的副作用，食用炸鸡对于服用抗癫痫药物的患者是雪上加霜。因此，对长期服用抗癫痫药物的患者来说，炸鸡或者其他油炸类食品不宜多吃。

癫痫是"鬼神附体"？

古希腊医学认为癫痫是一种"神圣病"，由某种非人力控制的超自然力量所主导。西方传统医学通过咒语等巫术治疗癫痫，给该疾病蒙上了神秘的面纱。

而现代医学揭示了癫痫的本质——那就是脑神经元的异常放电。常见的病因包括了脑皮质发育不良、脑血管病、脑外伤、脑肿瘤等结构性因素，此外还包括遗传性、免疫性、代谢性、感染性、中毒等因素。

只有全身"抽筋"才是癫痫？

癫痫俗称"羊癫疯"。为什么会有这种特殊的俗名？是因为癫痫患者在发作时表现为四肢不自主抽搐，口中会发出类似于羊叫的奇怪声音、眼球上翻、肌肉痉挛等发疯样表现，所以得此俗名。

但实际上，"羊癫疯"样的临床表现只是癫痫发作形式中的一种。癫痫其实是由于大脑神经元突发性异常放电，导致短暂的脑功能障碍的一种慢性疾病。由于异常放电的起始部位和传递方式的不同，癫痫发作的临床表现也非常复杂，表现为发作性运动、感觉、自主神经、意识和精神障碍。但是无论何种癫痫发作表现，癫痫发作时确实符合"羊癫疯"中的"疯"一词，患者发作时的行为和平素表现显著不同。

不发作了就可以停药了？

很多患者觉得自己没有发作了就可以停药了。答案是否定的。抗癫痫药物的减药和停药是非常谨慎的过程，需在专科医生评估和指导下完成。按照指南，癫痫患者没有临床发作两年以上，才能够考虑给患者进行缓慢减药，直至停药。但是很多继发性癫痫患者，有明确的病因导致癫痫发作的，或是一些特殊类型的癫痫综合征的患者，除了临床不发作外，还要求脑电图监测没有异常放电，这样我们才能够进行缓慢减药直至停药。

癫痫的治疗好比一场马拉松，医生需要根据患者的症状逐步调整药物的选择和剂量，同时也需要患者的耐心、坚持和配合。在癫痫的控制治疗中，切勿急于求成、操之过急，否则反而会适得其反、事与愿违。

吃着抗癫痫药物不能生娃？

致畸风险是服用抗癫痫药物的准妈妈们最担心的问题，有一些患者甚至因为担心药物的副作用，宁可任由癫痫发作也不愿服药。事实上，孕期癫痫发作会导致孕妇血流动力学紊乱，甚至跌倒，还会影响胎儿健康。研究表明，全身强直阵挛发作及癫痫持续状态可能会导致胎儿胎龄减少、出生体重减轻、颅内出血、神经发育不良、呼吸窘迫综合征，甚至胎儿死亡等不良后果。而合理选择抗癫痫药物，尤其是新一代的抗癫痫药物，完全可以在控制癫痫发作的同时生育健康的宝宝。

如果癫痫患者有生育需求，应当及时告知主诊医生。癫痫患者在备孕期间应优化抗癫痫治疗，针对特定的癫痫发作类型和综合征选择最有效的抗癫痫药物，采用单药治疗并调整至最低有效剂量，同时补充叶酸和多种维生素，并定期到医院复查。

治疗癫痫只能吃药？

抗癫痫药物是控制癫痫的常用手段，而寻找病因对于症状性癫痫尤为重要。对相应继发因素的去除可以治愈或减缓癫痫，比如颅内肿瘤、皮层发育不良的切除，中枢神经系统感染的控制等。生酮饮食可作为部分类型的难治性癫痫患儿的辅助治疗方法。

近年来，无创神经调控技术，如重复经颅磁刺激（rTMS）、经颅电刺激（tDCS）等，通过对癫痫患者致痫脑网络的物理调控，为难治性癫痫患者提供了新的、无创安全的治疗手段。

（丁晶）

日常注意

秋天的第一杯奶茶，癫痫患者能喝吗？

浓浓秋日，桂花飘香，在微风凉凉的秋日里来杯暖暖的奶茶真是惬意。那对于癫痫患者而言，到底适不适合喝奶茶呢？

我们知道癫痫是一种神经系统发作性疾病，而奶茶里含有咖啡因。咖啡因对癫痫患者有影响吗？ 2017年上海市消保委对市面上常见的51种奶茶产品进行检测，发现所有的奶茶中均含有咖啡因，并且平均含量达到270毫克，其中，咖啡因含量最高的达428毫克/杯，相当于4杯中杯美式咖啡。咖啡因是一种神经兴奋物质，它可以导致神经元网络兴奋性增高，从而加重癫痫病情。

看到这里，前面问题的答案也呼之欲出，结论就是：癫痫患者不要喝奶茶。

那么，咖啡因具体对癫痫患者起了什么样的影响和作用机制，让我们在这里一起探究下。

（1）动物实验表明，咖啡因会提高大鼠大脑兴奋性并引发癫痫发作，研究人员在动物实验中发现，即使在低剂量咖啡因情况下，癫痫发作易感性仍会增高。

（2）咖啡因在人体内可能与癫痫药物存在相互作用，改变药物代谢，咖啡因会降低部分抗癫痫药物的生物利用度，使得癫痫控制不佳。

（3）咖啡因有抗疲劳作用，而睡眠不足是癫痫发作独立诱因之一，咖啡因对癫痫易感性的影响可能与睡眠中断效应有关。

（4）较多病例报道服用咖啡因后患者癫痫发作增加，停用后改善。

此外，部分奶茶中还含有茶多酚、甜蜜素的成分。茶多酚同样会引起神经兴奋性增高，诱发癫痫发作。甜蜜素是一种食品添加剂，摄入过量易造成肝脏和神经系统受损，加重本身服用抗癫痫药物患者的肝损害和神经系统异常风险。另外，奶茶中大量葡萄糖的摄入同样容易增加神经元兴奋性，提高癫痫发作敏感性。

综上，癫痫患者并不适合喝奶茶。"秋天的第一杯奶茶"看似惬意，但癫痫患者还需谨慎饮用，忍住口腹之欲。

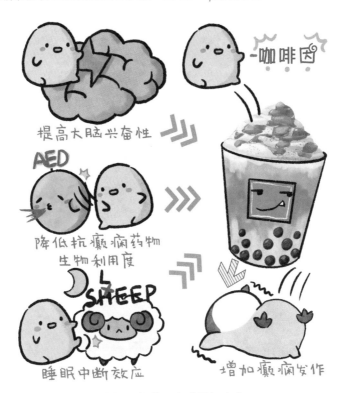

图 5　奶茶、咖啡因与癫痫

（毛玲艳　冯宇）

（插画：罗雯怡）

冬令进补吃羊肉，癫痫患者可以吗？

羊肉是冬季进补佳品

寒风吹过，叶落尽，树收敛。冬季到来，树犹知落叶藏身，人也纷纷藏阳避寒。羊肉在《本草纲目》中记载能够"暖中补虚，补中益气，开胃健身"，因此民间在冬令时节有吃羊肉来"藏能量，打基底"的说法。从营养学角度来看，人体对羊肉的消化率高，其富含 B 族维生素，所含氨基酸的种类和数量符合人体营养的需求，其中赖氨酸、精氨酸和组氨酸含量都高于牛肉、猪肉和鸡肉，而其胆固醇含量却较低，所以很多人把羊肉列为上品肉类。

羊肉是"发物"吗？

但是很多癫痫患者却"谈羊色变"，认为羊肉是"发物"，吃了要发病的，因此坚决不碰。什么是"发物"呢？有学者将发物的致病机制分为三种：其一，某些食品中含有"激素"，会促使人体内某些机能亢进或代谢紊乱，从而发病；其二，某些食物所含有的异体蛋白成为变应原，引起变态反应性疾病；其三，一些刺激性较强的食物，如酒类、葱蒜等辛辣刺激性食品易引起炎性感染病灶的炎症扩散、疔毒走黄。

那我们——对照来看。首先，添加用于养殖业的"激素"类药物指性激素、生长激素、甲状腺素、β受体激动剂（瘦肉精），它们可以加快动物的增重速度、提高饲料的转化利用率，改进瘦肉与脂肪的比例，提升养殖业的经济效益。残留在畜禽肉中的激素（尤其是雌激素）可导致女性更年期紊乱、生育能力下降、女性幼儿提前发育、男性儿童乳腺发育呈女性化等，然而并未发现可导致癫痫的情况，并且我国已明令禁止使用这些药物。

第二，癫痫是神经元异常放电引起的疾病，并非变态反应性疾病，因此羊肉成为"发物"的第二项机制对其也不成立。

第三，羊肉性温，只要在烹煮时不过量加入酒类和葱蒜，并不会具有辛辣刺激的特点。

综上所述，食用正常渠道购买的羊肉，辅以普通烹饪方式，并且癫痫患者也不曾对羊肉有过敏反应，则可以食用之。

癫痫和羊有什么关系？

可是，癫痫为什么被称为"羊癫疯"呢？它和羊有什么千丝万缕的联系呢？原来，在古代，人们对其发病机制不了解，部分癫痫患者在发作时，会出现喉中发出如猪、羊、马、鸡的声音，所以古代医籍称之为"羊痫""马痫""鸡痫"等。由于很多癫痫的病因隐匿，人们就认为癫痫发作是由于吃了某些食物引起的。而今，癫痫的许多病因已浮出水面，例如脑血管病、脑皮质发育不良、脑炎等才是真凶，并非简单归于某种食物。"羊癫疯"这个名号给很多人带来了关于这个疾病的误解，其实这个疾病和羊没多大联系，大多数癫痫患者也不"疯"，希望随着今后人们对疾病的了解加深，可以平和地接纳这个疾病和患病的人。

吃羊肉要注意什么?

最后,羊肉一定要去正规商家购买,因为曾有报道不法商家在肉里加入亚硝酸盐,使过期变质的羊肉摇身成为鲜肉,消费者过量食用后引起中毒。还有案例是不合格肉品中含有寄生虫,却被制作成羊肉串售卖,有人食用后造成寄生虫脑炎,导致癫痫发作,可谓是假羊肉吃出真癫痫。最后在去牧场的时候,要避免接触有疾病的牛羊,避免进食生肉、半熟肉以及未经消毒的奶制品,以防感染布鲁氏菌病。

(潘雯)

"老君山上吃泡面"，癫痫患者可以登高吗？

"远赴人间惊鸿宴，老君山上吃泡面"，着实让老君山火了一把。这里有金灿灿的宫殿和庙宇群，吸引着众多游客前去一睹她的风采。但是，平均海拔2297米也让一些心有向往的人不得不望而却步。作为癫痫患者，除了高原反应的担忧外，还会担心是否会诱发癫痫发作。

高海拔会癫痫发作吗？

高海拔导致的低压缺氧可能引起高海拔脑水肿，严重时可能导致神经功能缺损是得到公认的。但是高海拔是否会诱发癫痫发作尚无定论。既往的案例报道中，癫痫发作可以出现在2400~3600米的中高海拔地区，也可以发生在＞5500米的极高海拔区域。男女比例无明显差异，年龄跨度从11岁到70岁。一个小型横断面调查发现，癫痫发作平均发生在到达高海拔地区的2.5天；出现癫痫发作的患者中，44%既往有癫痫病史，56%的为首次发作；90%的患者头颅CT未见明显异常；均未出现高海拔肺水肿或脑水肿。

高海拔为什么引起癫痫发作?

高海拔可引起睡眠剥夺、过度换气、低压缺氧的直接反应、高海拔脑水肿等,造成的代谢紊乱可能降低了发作阈值,从而引起癫痫发作。

去高海拔地区要注意什么?

那么癫痫患者到底能不能去高海拔地区旅游呢?目前高海拔引起癫痫发作的证据尚来自观察性研究,且比较少见。但是,仍存在一定的风险。如果想去高海拔地区,可以注意以下几点:

(1)阶段式上升,每天海拔提升不超过300米,每提升1000米用1天时间来适应。

(2)避免吸烟、饮酒、服用安眠药。

(3)避免在抵达新高度的24小时内进行剧烈活动。

(4)多饮水,每天饮水3~4升。

(5)既往有过高海拔谱系病的患者进行预防性治疗。

(毛玲艳 王京)

癫痫患者需要警惕的感冒药成分

感冒也称上呼吸道感染，大多由病毒（少数由细菌）感染造成，会引起鼻腔、咽或喉部的急性炎症，表现为喷嚏、鼻塞、流涕、咽痛嘶哑、咳嗽咳痰等，可伴有发热、头痛乏力、食欲不振等全身症状。这些症状提醒了我们身体有异样，需要休息和治疗，但有时这些症状比较猛烈，让人寝食难安。感冒药可针对以上症状进行缓解，使我们感觉舒服一些。大多数感冒药比较安全，是非处方药物，患者可自行购买使用。然而，对癫痫患者，感冒药里的有些成分有导致发作的风险，因此使用时要小心。

感冒药大多是复方药品，内含多种药物，我们一般将它们的作用分为以下几类。

退热止痛

发热往往使人萎靡不振，如果还伴发头痛就更加难受了，有些癫痫患者高热时还可能伴有癫痫发作次数增加。布洛芬、对乙酰氨基酚是最常使用的退热药物，芬必得、泰诺、日夜百服宁、999感冒灵中均有添加其中之一，癫痫患者可正常使用。

然而，一些感冒药例如散利痛、加合百服宁、新康泰克等还会加入咖啡因，目的是收缩脑血管、缓解头痛，协同退热药的镇痛作用，咖啡因可引起神经兴奋、失眠，有可能会诱发癫痫，并且它还可加速一些药物的代谢，导致药效变化，因此癫痫患者需要根据自身情况谨慎服用，更不可加量使用以求快速缓解不舒服的感觉。

治疗鼻塞流涕

泰诺、康泰克、日夜百服宁等药物中含有的氯苯那敏，是经典的抗过敏药物，可减轻过敏性咳嗽和打喷嚏，但是它具有明显的中枢抑制作用，服用后容易使人打瞌睡，尤其是对于同时服用具有镇静安眠作用的苯巴比妥的癫痫患者，可导致反应迟钝、困倦。另外，服用氯苯那敏2周可导致苯妥英钠血药浓度大幅上升，从而发生头晕、共济失调等苯妥英钠不良反应，因此它适合夜间小剂量短期服用。

麻黄碱和伪麻黄碱可收缩上呼吸道毛细血管，消除黏膜充血和肿胀，可缓解鼻塞、鼻充血，使我们畅快呼吸，不过它们是中枢神经系统兴奋剂，癫痫患者慎用。例如新康泰克，每片含有较高剂量的伪麻黄碱和氯苯那敏，说明书上显示禁用于癫痫患者。另外，正在使用单胺氧化酶抑制剂（例如异烟肼、司来吉兰、利奈唑胺）的患者也不能使用含有麻黄碱和伪麻黄碱的药物，需错开14天，因合用可出现重度高血压、高热等症状。

止咳

感冒后的干咳总是惹人心烦，右美沙芬可抑制延脑咳嗽中枢而产生镇咳作用，作用强效，感冒药片泰诺以及一些咳嗽药水联邦克立停、史达德中都可找到它的身影。但因为它也能对中枢神经系统产生影响，过量使用可导致心动过速、嗜睡、癫痫发作等情况，因此癫痫患者需要严格按照说明书剂量使用，一旦发生异常，立即停药。

其他

一些感冒药例如快克、仁和可立克里含有金刚烷胺，它具有抗病毒作用，但其还可促进多巴胺合成和释放等作用，也用来治疗帕金森病，若过量服用，可导致精神错乱甚至昏迷惊厥。

另外，一些中成药由酒精（乙醇）提取，例如复方甘草口服溶液、藿香正气水等，癫痫患者也需注意适度服用，并且服用前后几天避免同用头孢菌素类药物。

癫痫患者用药建议

尽管感冒药中多种成分有导致癫痫的风险，但一般在使用大剂量时发生。因此我们给出以下建议，使癫痫患者安全度过感冒用药期。

若感冒症状轻微，建议不用药，注意多休息喝水和睡个好觉。

若只发生高热，建议使用单方退热药，例如只含有布洛芬或对乙酰氨基酚的药品。

当咳嗽、鼻塞等症状严重时，可使用复方的感冒药，但需要仔细查看药品说明书。禁忌一栏写有癫痫的药品不得使用；其他药品严格按照指示服药，一般按照推荐的最低剂量服用，切不可超过最高量。服药期间观察自身反应，若发生癫痫先兆感增加、失眠或过度困倦等情况，需酌情减量或停感冒药。

（潘雯）

假期游戏娱乐，警惕光敏性癫痫

假期将至，家人团聚、走亲访友、户外旅游纷纷被排上了日程。打游戏、观影、K歌、追剧可能也是不少年轻人的选择。但要警惕长时间接触电子设备或置身娱乐场所中，因可能察觉不到的屏幕和周围环境中不同频率的闪光、几何图形、条纹光栅等强烈的视觉刺激，诱发光敏性癫痫发作。

著名的"3D龙"事件不得不提。

曾经风靡一时的动画片《精灵宝可梦》（宠物小精灵），在1997年12月16日下午电视播出第38集"电脑战士3D龙"时，有685名儿童观众因出现头痛、呕吐及抽搐等不适被送往医院，其中有150名儿童住院治疗。事后调查发现该集动画后半段出现红蓝光高频率交替的画面，强烈的视觉刺激诱发了癫痫发作。而2022年初的电视剧《猎罪图鉴》中嫌犯周俊的"下线"也正是由于电脑屏幕里频繁的闪烁刺激导致癫痫发作。

光敏性癫痫（photosensitive epilepsy，PSE）常常因间断闪光刺激诱发痫性发作，这些视觉刺激可出现在看电脑、看电视、玩电子游戏或参加KTV、舞会等场合。它是反射性癫痫中最常见的类型，国外报道其发生率为1/3000。PSE是一组疾病，包括单纯的PSE和癫痫伴光敏感。单纯的 PSE 是指仅在视觉刺激时表现出痫性发作，而癫痫伴光敏感是指既有自发痫性发作，又存在光敏感。PSE 可诱发包括失神发作、肌阵挛发作、强直性发作、局灶性发作和全面强直阵挛发作等多种类型。

有证据表明，闪光频率为 15~20 赫兹（Hz）或光线为红色时最易诱发，屏幕的亮度越高越容易诱发；有癫痫病史者，比没有癫痫病史者更容易诱发。

2005 年，美国癫痫学者提出最容易引起癫痫发作的闪光性质为：①闪光的亮度 ≥ 20 cd/m（cd 为亮度单位坎德拉），频率 ≥ 3 Hz，并且实体视角 ≥ 0.006 球面度。②临界的饱和的红光。③清晰可辨的条纹图形，明暗相间的条纹数在任何方向 ≥ 5 条。④当图形转换方向、振动、闪烁或颠倒方向时，在最小观测距离，实体视角 ≥ 0.006 球面度，最亮的条纹的亮度 > 50 cd/m，图形出现的时间 ≥ 0.5 秒，则明暗相间的条纹数可以不足 5 条。⑤图形不变化或缓慢向同一方向移动时，则不超过 8 条条纹。

那么我们该如何避免呢？

应注意控制看手机、电视、电脑屏幕和玩电子游戏的时间；看电视保持至少 3 倍的屏幕宽度的观看距离，视线与电视平行，选择具有较高的频率和帧率（如 100 Hz 对比 50 Hz）的电视屏幕可能有助于降低发作敏感度；使用电脑时屏幕与眼睛应保持一定距离，房间灯光尽量柔和，避免长时间观看或玩一些高亮度的闪光刺激动画，特别是红色的闪光刺激动画；一旦对某种视觉刺激产生不适，闭上或遮挡一只眼以减少处理视觉刺激的视网膜区域；可选择带深色眼镜；避免快速变换的灯光暴露（如舞厅、KTV 等）；有癫痫病史的人，特别是患过光敏感性癫痫的患者，最好不接触有闪光刺激的画面。

另外，长时间打游戏等诱发癫痫不一定是光敏性癫痫，也有可能是因为疲劳、睡眠剥夺导致了发病，因此也应避免紧张疲劳、熬夜、睡眠不足等问题。让我们保持健康生活方式，为度过愉快美好的假期保驾护航。

（毛玲艳）

诊疗常识

遇到癫痫发作，如何正确急救？

癫痫是仅次于脑卒中的常见慢性神经系统疾病，以脑神经元过度放电导致反复性、发作性和短暂性的中枢神经系统功能失常为特征。世界卫生组织（WHO）把癫痫列入全球重点防治的五种神经、精神疾病之一。

癫痫并不神秘，脑部神经元的异常放电是导致癫痫发作的主要原因。一旦怀疑有癫痫，需要尽早就诊，明确类型，寻求病因及评估并发症情况，选择合适的诊疗方案，规范防治，以达到早日控制、早日康复。

以下几种急救方式可都是错误的哦！

禁忌一：掐人中。

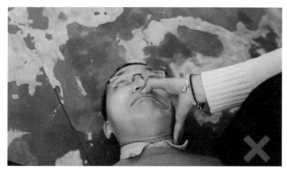

图6　勿掐人中

禁忌二：强行撬牙灌药。

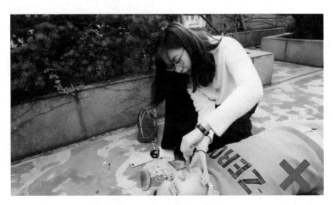

图7　勿强行撬牙灌药

禁忌三：针刺。

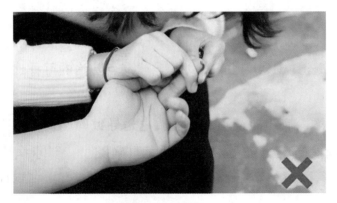

图8　勿针刺

禁忌四：强行按压抽搐肢体。

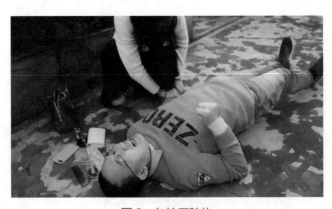

图9　勿按压肢体

正确急救示范

（1）呼唤患者，就近安置患者躺在安全的地上，避免周围物体碰撞砸伤。

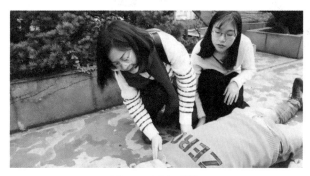

图 10　避免碰撞

（2）头下放置软物防止受伤。

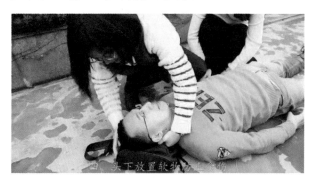

图 11　做好头部防护

（3）将患者头向一侧偏，避免口腔分泌物呛咳、窒息。

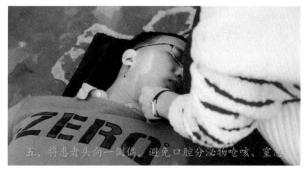

图 12　帮助排出口腔分泌物

（4）及时记录发作时间，如超过5分钟可拨打急救电话寻求帮助。

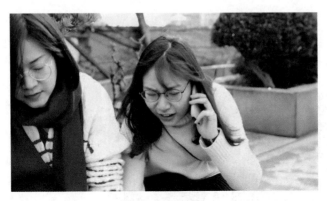

图13 呼叫帮助

专家提醒

癫痫发作还有其他不同的类型，如失神发作，发作性的一侧肢体或者一个肢体抖动，持续数小时或者数天的精神行为异常，反反复复无法追忆的摔倒……

旁观者需安静观察，待患者自行恢复即可。必要时采取安全保护措施，以免患者在意识丧失过程中受伤，遇到危险。如发作频繁需及时到医院就诊。

在日常生活中，患者也需注意以下事项。

（1）按时、按量服药，切忌自行停药、换药。

（2）保持生活规律、情绪平稳，避开危险场所。避免剧烈运动、开车、高空作业、游泳等可能出现意外的情况。

（3）携带"记录卡片"，放在随身的口袋里。

期待随着脑科学技术研究的不断深入，癫痫学科的发展将更加迅速。新型影像学标志，癫痫脑网络变化及调控机制，癫痫病因学研究的突破等，将为更多癫痫患者带来崭新的希望和光明的前景。

（汪昕　丁晶）

何时应该监测抗癫痫药物血药浓度？

口服抗癫痫药物（antiepileptic drugs，AEDs）是目前临床上治疗癫痫的首选方法，往往需要长期甚至是终身服用。那么问题来了，如何在遵嘱服用 AEDs 的同时，尽可能地避开令人瑟瑟发抖的不良反应？口服 AEDs 同时还吃着许多其他种类药物，有没有影响？门诊随访时医生为什么总嘱咐定期监测血药浓度呢？现在，我们就来学习一下 AEDs 血药浓度监测小知识。

什么是 AEDs 血药浓度监测？

AEDs 血药浓度监测是基于药代动力学原理，分析测定 AEDs 在血液中的浓度，用以评价疗效或确定给药方案，使给药方案个体化，以提高药物治疗水平，达到临床安全、有效、合理的用药。简而言之，就是监测 AEDs 吸收后在血浆内的总浓度。

为什么要做 AEDs 血药浓度监测？

（1）同一剂量不同患者产生的药效不同，因为个体间药代动力学（包含药物的吸收、分布、代谢和排泄）存在较大差异。6 个月至 6 岁的婴幼儿较成人 AEDs 清除率较高，半衰期较短，通常每公斤体重需要更高的剂量。而老年人或肝肾功能损伤患者 AEDs 清除率明显下降，往往需减少药物剂量。因此，监测 AEDs 血药浓度有利于调整个体化用药方案。

（2）妊娠期女性患者在孕早期、孕中期及孕后期都可能出现相关 AEDs 清除率显著增高，导致目标药物浓度比下降的情况，使得癫痫发作频率增加，危及孕妇及胎儿的安全与健康。此外，丙戊酸钠、苯巴比妥、卡马西平等 AEDs 存在一定致畸风险，随剂量增加而增加，因此，密切监测 AEDs 血药浓度维持最低有效剂量对妊娠期癫痫患者至关重要。

（3）难治性癫痫患者常常需要多种 AEDs 联合用药，需要注意的是不同药物之间存在药代动力学相互作用。多数 AEDs 经肝脏代谢，卡马西平、苯妥英钠作为转氨酶诱导剂，可以促进其他 AEDs 代谢，导致联合应用时其他 AEDs 血药浓度下降。定期随访 AEDs 血药浓度监测有利于及时调整联合应用药物剂量，确保抗癫痫效果。

（4）AEDs 与华法林、利伐沙班等口服抗凝药同时应用时可影响其药物代谢而使得抗凝作用减弱或出血倾向增加。大环内酯类抗生素通过影响转氨酶活性使得卡马西平血药浓度升高，碳青霉烯类药物促进丙戊酸钠排泄而降低其血药浓度。AEDs 疗效及不良反应与血药浓度的关系密切，进行血药浓度监测在多种药物联合应用时十分必要。

（5）苯妥英钠、苯巴比妥等非线性药代动力学 AEDs 有效治疗剂量与中毒剂量十分接近，血药浓度监测有利于明确和防止药物过量而中毒。

（6）定期随访 AEDs 血药浓度监测可反映一段时间内遵嘱服药情况。

所有癫痫患者都要做 AEDs 血药浓度监测吗?

不是。建议以下情形患者定期进行 AEDs 血药浓度监测。

（1）已达到临床发作控制，拟建立个体化治疗剂量长期随访。

（2）服用苯妥英钠、苯巴比妥等非线性药代动力学 AEDs。

（3）癫痫发作控制欠佳。

（4）儿童、老年人、妊娠期女性或肝肾功能不全者。

（5）出现 AEDs 不良反应。

（6）需联合应用或去除可能存在相互作用的其他药物。

做 AEDs 血药浓度监测有哪些注意事项?

（1）采血时机：一般患者监测 AEDs 谷浓度时应在下一次服药前采血，监测峰浓度应在药物平均达峰时间采血。怀疑药物中毒或紧急救治情况时随时采血。

（2）监测 AEDs 谷浓度时，采血当日清晨不要服药，随身携带药物，待抽血后及时补服。

（丁晶 郭玮）

脑电图、脑血流图傻傻分不清楚？
解析脑电图检查小知识

脑电图对人体有害吗？

对人体无害。脑电图用于记录人体大脑半球凸面皮质的电活动，通过在头皮表面按规定部位放置记录电极，使用放大器将记录到的脑电信号放大而得。脑电图显示的是来自两个不同记录电极的脑电信号之间的电压差和位相差，检查过程对人体无任何影响。

脑电图就是脑血流图吗？

大脑是人体最复杂的器官，各个部门分工明确且配合协调，而高效准确的工作是通过电活动联络完成的。脑电图检查就是在头皮上记录大脑工作时释放的电流信号，通过研究这种电流信号的强度、频率等特性来了解此时的大脑活动是否处于有序正常的状态。而脑血流图又叫脑电阻图，它是利用电阻变化的原理，描记随心脏跳动而变化的脑血流波动图形。前者是检测脑电活动的情况，后者是检测脑血流的波动。

脑电图上慢波增多是什么意思?

0.5~7 赫兹频段的脑电波称为慢波,正常成人在清醒安静闭目情况下全脑慢波出现率不多于 10%,在睡眠状态也可以出现。婴幼儿由于大脑还没有发育完全,可以有不同比例的慢波。因此,说慢波异常增多时,一定要结合患者的年龄及检查时的状态(睡眠还是清醒),明确慢波分布是广泛性还是局部增多,而不能一概而论。

为什么做过脑电图了还要再做?

我们知道癫痫发作是一过性的脑电同步异常放电导致的临床现象,还有一些同步异常的放电并不引起临床发作,在发作间期也可以捕捉到。有时,在一次脑电图检查期间并没有抓到这种放电,或放电微弱没有被记录到,就需要再次重复描记。另外在治疗期间复查脑电图也可以为下一步的治疗和判断预后提供一些帮助。

脑电图有癫痫波必须吃药吗?

虽然癫痫波与癫痫发作密切相关,但并非高度特异性,也可以见于非癫痫人群,包括健康人群和非癫痫性病变人群。在健康人中,脑电图癫痫波的出现率为 1.1%~6.8%,睡眠脑电图记录时可达 8.7%。癫痫波也可见于其他精神疾病、中枢神经系统疾病以及各种代谢疾病的患者。仅有临床上的癫痫样放电不能作为癫痫的诊断依据,仅可作为癫痫发作风险增加的一个指标。所以脑电图上有癫痫波不一定必须吃药,要根据临床情况予以综合评价。

(丁晶)

从"用"到"停",抗癫痫用药八注意

癫痫是神经内科的常见病。癫痫患者需要长期接受抗癫痫药物治疗。一些患者即使接受了外科手术治疗,术后也需要应用抗癫痫药物。在接受药物治疗的过程中,了解抗癫痫药物应用的注意事项,有助于患者更好地控制病情,减轻并发症。

选对药

癫痫有多种发作类型,不同类型有不同的药物治疗方案。如果错误用药,如肌阵挛患者使用了卡马西平,反而会加重癫痫发作。癫痫患者一定要经医生充分诊断、明确病情后,在医生的指导下选择合适的药物。

特别提醒:吞咽障碍者选择抗癫痫药物时,为防止药片破坏后导致药效减退,达不到疗效,应选择滴剂或水溶液;正在服用华法林的患者,应选择不影响华法林抗凝作用的抗癫痫药物;合并服用抗生素时需注意有些抗生素(如喹诺酮类)可能会促使癫痫发作,有些(如美罗培南)可能与抗癫痫药物丙戊酸钠存在相互作用,使丙戊酸钠浓度不能达到有效剂量,导致治疗失败。

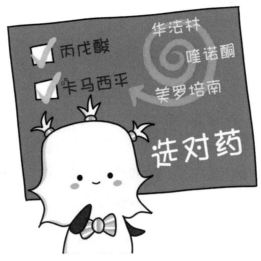

图 14 选对药

单药先行，逐步增量

进行抗癫痫药物治疗时，首先采用单药治疗。患者应在医生的指导下，从小剂量开始，逐步增加剂量。切勿因想尽早控制病情，贸然应用大剂量抗癫痫药物，以免发生严重药物不良反应。在逐渐增加药物剂量的过程中，若出现任何不适，如头晕、烦躁、记忆力下降等，一定要及时复诊，请医生帮助判断是否为抗癫痫药物所致，是否需要调整剂量或停药。用药期间，切勿自行随意增减药量。

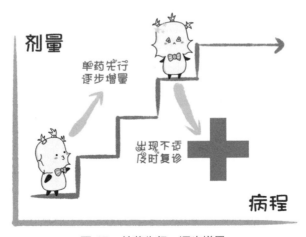

图 15 单药先行，逐步增量

必要时换药或联合用药

若单药剂量已足，癫痫控制仍不佳，可考虑换药或采用多药联合治疗。通常，医生会嘱咐患者先继续服用原先的药物，同时逐渐增加另一种药物。待新添加的药物达到有效剂量、癫痫发作控制良好后，可酌情将第一种药物减量或停用。有些患者自行服用多种抗癫痫药物，但由于剂量不足，不仅每种药物都达不到有效浓度，还会出现药物相互作用，增加药物不良反应。

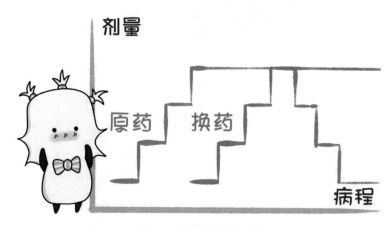

图 16 换药或联合用药

定期复查，防范不良反应

一些抗癫痫药物可能会对肝功能、肾功能和血液系统有一定毒性，患者需要定期监测肝功能、肾功能、血常规、血药浓度。抗癫痫药物浓度宜于清晨未服药时检测。如果药物浓度没有达到稳态治疗浓度，患者仍有癫痫发作，需要增加药物剂量。如果药物浓度过高，出现了不良反应（如苯妥英钠过量导致步态不稳、粒细胞减少、齿龈增生等），也需要调整用量。

有些药物（如卡马西平）服用后，可能会出现皮疹（不良反应），但个体差异较大。患者在服药期间应密切关注有无皮疹出现，并及时向医生反馈，避免发展至全身坏死剥脱性皮炎，危及生命。

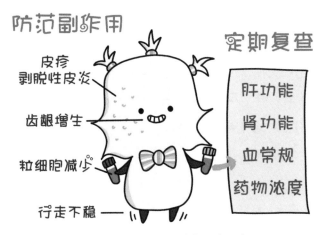

图 17　定期复查，防范不良反应

孕期用药有讲究

有生育计划的女性患者应在拟受孕前半年，与医生充分沟通，根据自身情况，选择合适的抗癫痫药物，并规律服用。切勿自行停药或减量。因为一旦癫痫再次发作，对母体和胎儿均有较大影响。某些药物（如拉莫三嗪）在孕晚期会出现血药浓度下降，孕妇需要在医生的指导下，及时调整药物剂量。

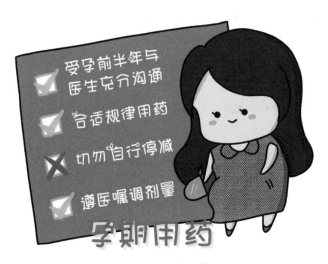

图 18　孕期用药

停药前应慎重评估

一般情况下，癫痫患者需要长期服用抗癫痫药物，以使癫痫无发作。若癫痫无发作3~5年，或者脑卒中急性期的症状性癫痫患者于治疗后半年无发作，可考虑停药。应用多种抗癫痫药物联合治疗的患者，可在医生的指导下，逐渐减停某一种药物。但是，某些类型的癫痫患者（如青少年肌阵挛性癫痫），停药后大多易复发，须长期服药。

为保证停药后无复发，患者一定要进行停药前评估，切忌自行停药。医生在决定患者是否可以停药时，会综合考虑多种因素，包括癫痫的发作类型、病因、用药情况、发作控制时间、脑电图情况等。患者符合停药基本条件后，需要进行长程脑电图监测，以判断病情。在病情允许的情况下，可由医生指导，逐渐减量，直至停药。

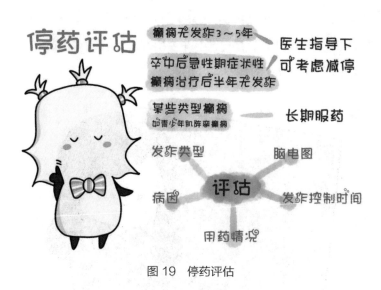

图19 停药评估

停药过程中，须密切监测

患者服用不同的抗癫痫药物，在停药过程中可能会出现不同的状况，应谨遵医嘱。在停药过程中，患者及家属应密切注意是否有癫痫再次发作，并及时向医生报告。切忌因迫切想停药而隐瞒病情。因为一旦癫痫复发，后续药物控制会更加困难。值得注意的是，颞叶癫痫发作隐匿，由于患者多存在发作后遗忘，可能误认为自己无发作，故在停药评估和减药观察时要谨慎。

此外，患者需要定期复查脑电图。对于停药后出现脑电图异常者，医生会谨慎评估其癫痫发作风险。必要时，患者需恢复原来服用的抗癫痫药物剂量。

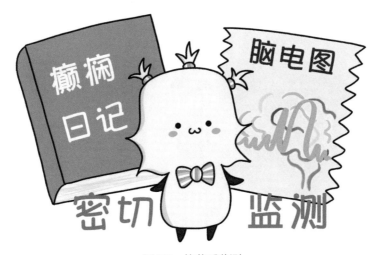

图 20　停药后监测

停药后，谨防复发

停用抗癫痫药物以后，在日常的生活和工作中，患者仍需要注意预防癫痫发作。避免极度劳累、睡眠不足、情绪激动、饮酒、遭受强烈闪光刺激等诱因，避免独自出入危险场合。一旦出现癫痫症状复发，切勿犹豫，应立刻就诊，请医生评估风险，及时治疗。

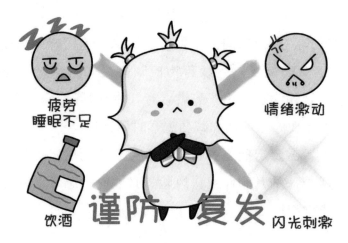

图21　谨防复发

（丁晶）

（插画：罗雯怡）

小心！这些抗菌药物可能诱发癫痫发作

癫痫是大脑神经元突发性异常放电，导致短暂的大脑功能障碍的一种慢性疾病。

近年来，抗生素诱发的癫痫发作逐渐受到人们的关注和重视，其主要原因是癫痫药物和抗生素之间存在多种互相影响的机制。

β - 内酰胺类

β - 内酰胺类抗生素是化学结构中具有 β - 内酰胺环的一大类抗生素，其中包括青霉素及其衍生物、头孢菌素、单酰胺环类、碳青霉烯类和青霉烯类酶抑制剂等。β - 内酰胺环结构是该类药物致癫痫特性的重要决定因素。研究表明，由于 β - 内酰胺环与 GABA 结合，导致抑制性神经递质浓度降低和皮质传入神经兴奋性增高，进而诱发癫痫样发作。其中以青霉素 G 具有最高的致癫痫潜力。阿莫西林给药后，在脑电图（EEG）上观察到 β 频率棘波和多棘波，提供了其癫痫诱发特性的证据。

（1）头孢菌素

头孢菌素是 GABA 受体的竞争性拮抗剂。在头孢菌素类药物中，头孢唑啉和头孢吡肟与癫痫发作的相关性最强。研究显示头孢吡肟治疗期间发生周期性癫痫样放电的风险增加。

（2）碳青霉烯类

碳青霉烯类也是与促惊厥和致癫痫特性相关的 β–内酰胺抗生素，包括亚胺培南/西司他丁、美罗培南、厄他培南、多利培南和比阿培南等。在所有碳青霉烯类药物中，亚胺培南与癫痫发作的相关性最高。

氟喹诺酮类

喹诺酮类药物的化学结构在决定药物的致癫痫活性方面起着重要作用。其中诺氟沙星和环丙沙星的 7 个位置含有 GABA 样结构，能够拮抗 GABA 受体，进一步增加易感患者发生癫痫的风险。此外，氟喹诺酮类药物还可激活 N– 甲基 –D 天冬氨酸（NMDA）受体，导致癫痫发作阈值降低。

大环内酯类

克拉霉素通过减少 GABA 信号传导刺激 CA3 锥体神经元来增加神经元活动。停止克拉霉素治疗后，由克拉霉素诱发的谵妄样非惊厥癫痫持续状态（NCSE）得到显著改善。部分研究发现，阿奇霉素不具有诱发癫痫的作用。

甲硝唑

在长时间高剂量给药时，甲硝唑可诱发癫痫发作。甲硝唑治疗引起的癫痫发作是可逆的，通常在停药后消退。然而在少数情况下，可能会发生永久性损伤，从而导致预后不良。接受甲硝唑治疗后出现新发癫痫发作或多灶性肌阵挛，既往无癫痫病史且电生理活动、神经影像学或代谢检查未发现异常的患者应高度怀疑甲硝唑诱发的脑病。立即停止治疗会增加完全康复的可能性。

异烟肼

抗结核药物异烟肼（INH）一直是与复发性癫痫发作相关的最常见药物之一。其潜在机制涉及通过抑制 5 磷酸吡哆醛（一种谷氨酸脱羧酶的酶活性所需的辅因子）来干扰 GABA 合成。这导致 GABA 水平降低和癫痫发作易感性增加。

尽管在 INH 毒性中描述了癫痫发作，但治疗剂量也可能诱发惊厥性癫痫发作。

抗癫痫药与抗生素的药物相互作用

联合用药时，抗癫痫药物和抗生素之间的药物相互作用会导致药物的药代动力学和疗效发生变化。例如：

（1）利福霉素可增强抗癫痫药物代谢，从而增加癫痫发作的风险。

（2）美罗培南等碳青霉烯类药物会降低丙戊酸的浓度，可能导致癫痫无法有效控制。但美罗培南被证明不会影响左乙拉西坦的血清水平。

（3）阿莫西林 – 克拉维酸与丙戊酸一起给药未显示任何显著的药代动力学变化。

（4）由于药物相互作用，克拉霉素和红霉素对 CYP3A4 的抑制作用可能会影响由相同酶（如卡马西平）代谢的抗癫痫药物的水平。而阿奇霉素不抑制 CYP3A4。

（5）克林沙星、环丙沙星、大环内酯类、异烟肼、甲硝唑、甲氧苄啶 – 磺胺甲恶唑和氯霉素等抗生素对抗癫痫药物代谢的抑制可能会导致其血清浓度升高。

（6）扑米酮、卡马西平、苯妥英和苯巴比妥是酶诱导性抗癫痫药，它们通过改变细胞色素 P450 酶的活性来降低抗微生物剂的血清水平。

相反，丙戊酸和奥卡西平是药物代谢的抑制剂。

新一代抗癫痫药物的药物相互作用和对药物代谢的影响较少。

表1　抗生素与抗癫痫药物的相互作用

抗生素	抗癫痫药物	相互作用
阿莫西林克拉维酸钾	丙戊酸	丙戊酸的药代动力学无显著变化
大环内酯类	卡马西平、苯妥英、普瑞巴林、替加宾、非氨酯	大环内酯类抑制 CYP3A4；抗癫痫药水平增加，毒性增加
克林沙星、环丙沙星	苯妥英	苯妥英代谢减少，毒性增加
多西环素	卡马西平	卡马西平诱导多西环素的代谢；监测抗生素水平；多西环素可能会降低卡马西平的水平；癫痫发作的风险增加
异烟肼	卡马西平、丙戊酸、乙琥胺、苯妥英	抗癫痫药的血清水平升高
利福平	拉莫三嗪、卡马西平、丙戊酸、乙琥胺、苯妥英	降低抗癫痫药的用量；与异烟肼一起给药可抵消抗癫痫药物代谢的抑制作用
碳青霉烯类	丙戊酸	癫痫发作风险增加，抗癫痫药物浓度降低
甲硝唑	苯巴比妥、苯妥英、卡马西平	苯妥英、苯巴比妥降低甲硝唑水平；卡马西平的浓度随着甲硝唑的使用而增加
甲氧苄啶-磺胺甲恶唑和磺胺类药物	苯妥英	苯妥英的毒性增加
氯霉素	苯巴比妥、苯妥英	苯巴比妥和苯妥英的浓度增加

药物诱发的癫痫发作通常是自限性的，早期识别药物诱发的癫痫活动很重要，慎用可能致痫的抗生素对于预防癫痫复发至关重要。

重复或长时间的癫痫发作可能导致不可逆的神经损伤，需要医疗干预。

另外，一些抗生素可能通过诱导和抑制代谢来改变抗癫痫药物的水平，导致癫痫发作控制无效或抗癫痫药的血清水平过高甚至中毒。建议患者在服用此类药物时，一定要告知医生正在服用的抗癫痫药物情况，如有情况变化，及时就医。

（毛玲艳　冯宇）

备孕期间抗癫痫药还能吃吗？

有生育需求的女性癫痫患者都应该制订详细的孕期策略。孕期妇女常常会出现癫痫发作频率增加，这与药物剂量调整、血容量增加引起药物水平下降、肝清除率增加、激素变化等有关。癫痫发作会导致孕妇血流动力学紊乱，甚至跌倒，还会影响胎儿健康。研究表明，全身强直阵挛发作及癫痫持续状态可能会导致胎儿胎龄减少、出生体重减轻、颅内出血、神经发育不良、呼吸窘迫综合征，甚至胎儿死亡等不良后果。在妊娠期和围产期中，与非癫痫妇女相比，癫痫妇女出现妊娠不良并发症的风险更高，包括先兆子痫、感染、胎盘早剥、产后出血等。因此，规律地服用抗癫痫药物、有效控制癫痫发作对孕期癫痫妇女十分重要。

然而，患有癫痫的妇女服用抗癫痫药可能会增加妊娠不良并发症、胎儿先天畸形、认知发育障碍等风险，需要详细探讨其风险和益处。因此，孕前选择最佳的抗癫痫药物需要同时考虑控制癫痫发作和最大程度降低致畸风险两大问题。

如果患有癫痫且目前有生育需求，应当及时告知主诊医生。当医生开具处方抗癫痫药时，应详细咨询药物的相关风险，并定期到医院复查。

丙戊酸钠的应用

丙戊酸钠已被证实与胎儿先天畸形有较强的关联性，在可能的情况下，应该避免在可能怀孕或计划怀孕的妇女中使用丙戊酸钠。文献报道丙戊酸钠致畸率为 6.7%~10.3%，如果每日服用剂量超过 1450 毫克，胎儿畸形率高达 25.2%。丙戊酸钠可能导致胎儿心脏畸形、神经管畸形、唇腭裂、尿道下裂等风险增加。丙戊酸钠还会影响孕母和胎儿的认知功能，文献表明丙戊酸钠每日剂量超过 1000 毫克与智商、语言、记忆、执行功能下降有关。

然而，对于许多患全面性癫痫的妇女来说，丙戊酸钠是唯一的也是最有效的控制癫痫发作的药物，需要权衡利弊后谨慎使用，备孕和孕期应当在医生指导下调整药物，服药期间需密切监测和随访。

其他抗癫痫药物的应用

拉莫三嗪在孕期中有良好的安全性，单药治疗致畸率为 2%~3.5%，可能会导致唇腭裂风险增加。

左乙拉西坦也有较好的安全性，单药治疗总致畸率为 1.7%~2.8%，未发现与特定畸形相关。

卡马西平的致畸可能存在剂量依赖性，单药治疗每天服用 700 毫克以下致畸率约为 4.5%，超过 700 毫克致畸率约为 7.2%，可能会导致心血管畸形风险增加，还可能使得胎儿发育延迟。

苯妥英钠单药治疗的总致畸率约为 6.3%，可能会导致心血管畸形风险增加。

苯巴比妥单药治疗总致畸率约为 5.5%，可能会导致神经管、心血管、颌面部和泌尿生殖道畸形。托吡酯单药治疗的总致畸率为 3.9%~4.8%，其中出现唇腭裂、尿道下裂的风险比普通人群高 11~14 倍，因此不主张育龄妇女使用。

其他抗癫痫药如加巴喷丁、唑尼沙胺和奥卡西平目前证据不足以证明服用后增加了胎儿先天畸形的风险。新药如拉考沙胺、吡仑帕奈和布列西坦目前没有相关的报道。

多种抗癫痫药联用的致畸风险（6.0%）比单药治疗（3.7%）要高，特别是与丙戊酸钠、托吡酯联用。

孕期叶酸摄入

孕期中血清叶酸水平常常会降低，而叶酸缺乏会导致胎儿神经管畸形，一般建议普通人群在怀孕前和怀孕期间每日至少摄入 0.4 毫克叶酸。服用抗癫痫药的孕期女性叶酸缺乏的风险比一般人群要高，因此更应该补充叶酸以降低胎儿先天畸形的风险。一些特定的抗癫痫药如卡马西平、苯妥英钠和苯巴比妥可能会干扰叶酸的代谢，因此孕期使用这类抗癫痫药时有一定的风险。目前没有强有力的证据表明补充叶酸能减少抗癫痫药物相关的胎儿先天畸形。

总结

总的来说，癫痫患者在备孕期间应优化抗癫痫治疗，针对特定的癫痫发作类型和综合征选择最有效的抗癫痫药物，在医生指导下调整剂量，同时补充叶酸和多种维生素。

（毛玲艳　唐妍敏）

癫痫可以手术治疗吗?

癫痫俗称"羊癫疯、羊角风、抽风",在我们日常生活中并不少见。癫痫如果不能获得有效治疗,长期反复发作将会对神经系统发育、智力、精神和心理造成明显损害,严重影响患者的日常生活和工作,给患者、社会和家庭造成沉重负担。

癫痫是大脑神经元突发性异常放电,导致短暂的大脑功能障碍的一种慢性疾病。其特征是突发和一过性症状,由于异常放电的神经元在大脑中的部位不同,而出现下列一种或多种表现,如发作性的短暂意识丧失、肢体抽搐、肢体强直、口吐白沫、运动障碍、感觉异常、视觉异常或恐惧、面色苍白、幻嗅、腹气上升感等。癫痫可以简单地分为原发性和继发性两大类,所谓原发性癫痫就是指目前各种检查未能发现癫痫病灶者,反之,则称为继发性癫痫。现代医学常用的癫痫诊断检查方法有普通头皮脑电图(阳性率不足50%)、长程动态视频脑电图、MRI、MRS、CT、PET、脑磁图、颅内电极脑电图等检查手段,可以根据患者的不同情况酌情选用。

通常癫痫的治疗主要可以分为药物治疗和手术治疗。对于目前现代医学各种检查方法无法确定癫痫病灶者(原发性癫痫),一般首先选用药物治疗。但是考虑到药物治疗效果的不确定性、长期性和日积月累的不良反应，对于下列情况应该选择外科手术治疗：

（1）通过现代医学各种检查能够发现明确癫痫病灶者（继发性癫痫），一般首选外科手术切除致痫病灶，常见的引起继发性癫痫的病灶主要有大脑的肿瘤、海绵状血管瘤、血管畸形、局灶皮层发育不良、脑回脑裂畸形、脑灰质异位、外伤后软化灶、寄生虫、肉芽肿、Rasmussen 脑炎等。

（2）对于癫痫病灶位于大脑的运动或语言等重要功能区，病灶切除手术会导致严重功能障碍者，可以根据情况选择胼胝体切开术、迷走神经刺激术、脑深部电刺激术等治疗方法。通过应用术中唤醒麻醉和术中神经电生理监测等手段，许多位于功能区的致痫灶也可以采用切除术获得治愈的疗效。

（3）原发性癫痫（CT 和 MRI 检查未见异常者）并非手术禁忌。对于经过正规药物治疗效果不好，频繁发作，或者发作次数较少但发作程度严重，明显影响日常工作和生活者，可以酌情考虑选择相应的外科手术治疗。对于部分通过无创和立体定向脑电图等有创评估检查能够定位致痫灶者，有可能应用致痫灶切除术取得良好效果；其他患者可以酌情考虑采用胼胝体切开术、迷走神经刺激术、脑深部电刺激术等术式。

癫痫手术治疗的禁忌证主要有以下几种。

（1）不影响工作和生活的轻微癫痫发作者。

（2）伴有严重的内科疾病、凝血功能障碍等情况者。

（3）伴有活动性精神病者。

（4）良性癫痫或者某些特殊类型癫痫综合征。

强烈建议优先考虑手术治疗的情况有以下几种。

（1）颞叶癫痫，可以伴有或者不伴海马硬化等其他病灶者，手术治疗可以使 80%~90% 以上患者获得满意疗效。

（2）药物难治性癫痫，发作频繁，或者发作次数较少但发作程度严重，明显影响正常工作和生活者。

（3）继发性癫痫，有明确致痫病灶（大脑的肿瘤、囊肿、海绵状血管瘤、血管畸形、局灶皮层发育不良、脑回脑裂畸形、脑灰质异位、外伤后软化灶瘢痕、寄生虫、肉芽肿等）者。

（4）CT 和 MRI 检查没有发现明确病灶（即 MRI 和 CT 检查没有发现明显异常），但是通过综合分析发作症状、头皮脑电图、PET、脑磁图、颅内电极脑电图等可以比较明确定位致痫灶的药物难治性癫痫患者。

综上所述，外科手术对于很多癫痫病例是非常重要的治疗手段。对于有明确致痫灶的继发性癫痫，如果病灶不在重要功能区，应该首选手术治疗，这包括比较常见的颞叶癫痫，手术治疗对大多数此类患者可取得良好满意效果。对于药物难治性原发性癫痫和病灶位于重要功能区的继发性癫痫，手术治疗也为这类患者提供了一种很有价值的治疗选择，可以酌情选用。

（胡杰）

寻找难治性癫痫的根源
——立体定向脑电图（SEEG）

癫痫是最常见的神经系统疾病之一，影响了全世界约 5000 万人。在我国，有 500~600 万活动性癫痫患者，同时每年新增加癫痫患者约 40 万，癫痫的总体患病率为 7.0‰。2019 年世界卫生组织（WHO）发布了全球癫痫报告，首次将癫痫上升为重大的公共卫生问题。癫痫的反复发作可导致认知功能下降、抑郁等情绪问题、人格改变、羞耻感，甚至猝死。

癫痫的治疗策略

根据癫痫的病因及分类，合理规范的抗癫痫药物治疗可以使 70% 的患者癫痫发作得以控制。然而仍有 30% 的癫痫患者药物治疗效果不佳，成为药物难治性癫痫，需进行手术治疗。此外，国际大规模的随机对照研究显示颞叶癫痫患者的手术预后优于药物，建议尽早进行外科干预。

什么是立体定向脑电图?

立体定向脑电图(SEEG)是一种用于识别癫痫发作脑区的微创手术。最早在 20 世纪 60 年代由法国的 Bancaud 和 Talairach 两位教授提出,2009 年,Gonzalez-Martinez 博士将这项技术引入美国克利夫兰癫痫中心,将其简化为仅两个小时的手术程序。此后,国内外多个癫痫中心逐步开展了这项新技术。通过 SEEG 可以识别大脑深处、常规头皮脑电无法检测到的癫痫发作部位,精确定位癫痫发作的起源,并利用 SEEG 植入的电极对致痫病灶进行射频热凝治疗,实现癫痫的微创外科治疗。

SEEG 治疗流程

首先需对患者进行头皮长程视频脑电波监测、头颅磁共振、PET 等影像学术前评估。

经验丰富的癫痫团队根据患者的临床及术前评估结果确定电极的植入方案。

先进的机器人辅助下,医生精确植入电极,这些电极可以到达其他技术无法观察到的脑区。

高采样率脑电波监测系统下,电极记录癫痫发作期间的脑电波活动;双高清视频同步监测发作临床表现。严密监测大脑活动,以发现癫痫发作的模式并确定发作的起源。监视阶段的时间长短取决于癫痫发作的频率,最长可持续 1 个月。

最后根据监测结果进行热凝或其他外科治疗。电极在局麻下取出,通常仅需 10~15 分钟。如需进行外科手术,则在 SEEG 监测结束后 1~2 个月进行,以利于手术后的恢复、减少并发症。

SEEG 治疗效果

研究提示使用 SEEG 进行术前评估可以使癫痫术后复发的比例减少一半。

尤其是对于影像学正常的难治性癫痫患者，通常而言手术效果不佳，处于"药吃不好、刀开不了"的尴尬局面。影像学阴性的颞外癫痫更是手术预后不佳的重要原因之一，而在 SEEG 辅助下可使近 2/3 的患者获得良好的结局。

SEEG 的优势主要有以下几个方面。

（1）微创：对于海马硬化、下丘脑错构瘤、皮质发育不良、结节性硬化等以往需要进行开颅外科手术、多灶需要多次手术或无法耐受手术的患者，提供了一种微创的手术方法，减少了并发症，出血量少，减少对脑组织的损害。

（2）精确发现致痫灶：颅内埋藏电极较头皮电极能更精确定位脑深部致痫灶，指导医生进行针对性治疗，提高治愈率。

（3）植入准确、个体化：机器人辅助下的 SEEG 植入使得手术过程更为精确，因人制宜，每个患者都有个体化的植入方案。

（4）可监测范围广：可同时对多脑叶及双侧半球进行监测。

（5）减少功能区损伤：SEEG 辅助下能提示运动、语言、认知等功能区位置，指导外科医师治疗病灶的同时对功能区进行保护。

（6）患者痛苦小，适用年龄范围大，低龄儿童也可适用。

哪些患者适合做 SEEG？

如果是全面性癫痫患者，不能选择 SEEG 手术。如果是满足以下条件的患者，SEEG 可能会有所帮助。

（1）患有局灶性癫痫，使用两种或以上抗癫痫药物均无法有效控制发作。

（2）无法通过其他检查找到癫痫发作的起源。

总结

SEEG 是针对癫痫实现精准打击的一个重要的里程碑，就如同观看体育比赛时，坐在体育场后方，几乎什么也看不到，而 SEEG 把我们带到了体育场前排，拥有了最佳的视野。

（毛玲艳）

处方笺

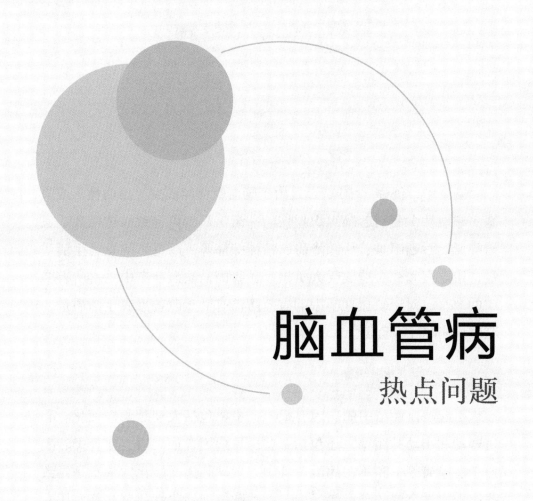

脑血管病
热点问题

医师: _____

临床名医的心血之作……

认识卒中

科学有效防治脑卒中

　　脑卒中，俗称"中风"，是由于脑血管突然破裂（出血性）或阻塞（缺血性）而引起脑组织损伤的一组疾病，可导致肢体瘫痪、言语障碍、吞咽困难、认知障碍、精神抑郁等，严重影响患者生活质量，给家庭和社会造成巨大负担。在我国，缺血性卒中约占所有卒中的82%，对于缺血性卒中的有效防治有助于改善患者生活质量，减轻疾病和经济负担。

缺血性卒中的病因

　　引起缺血性卒中的病因有很多，主要包括大动脉粥样硬化、心房颤动和小动脉闭塞，还包括一些少见病因（如夹层、血管炎、凝血功能障碍等）和不明病因。其中，大动脉粥样硬化性狭窄是导致我国缺血性卒中的最主要病因。而动脉粥样硬化性狭窄与高血压、糖尿病、高脂血症、吸烟、不良的生活方式都息息相关。

　　除此之外，脑血流动力学异常也是引起大动脉粥样硬化性卒中的一个重要因素。中等速度的层流可以维持动脉的健康状态，动脉管壁剪切力 > 1.5Pa 有助于抗动脉粥样硬化。然而当平稳的层流被破坏，出现涡流、紊流时，血流速度减慢，管壁壁面剪切力降低，促进致动脉粥样硬化因子激活或上调、血管平滑肌细胞凋亡。动脉粥样硬化性斑块容易发生在动脉分叉、弯曲或者发出分支处，与该处特殊解剖结构造成的血流动力学异常有重要关系。

缺血性卒中的急性期治疗

时间就是机会，早期识别缺血性卒中的症状并尽快将患者送至有救治能力的卒中中心可增加其症状恢复的机会，因为一部分处于低血流灌注水平的缺血脑组织经过积极治疗是可以逆转的。

对于发病 4.5 小时内的患者，若无禁忌，均可行静脉溶栓治疗；对于发病 6 小时内的前循环大血管闭塞患者，可考虑行血管内治疗；对于发病 6~24 小时内合并大血管闭塞的患者，在严格的影像学筛选后可行血管内治疗。血管内治疗是一种微创手术，一般采用股动脉穿刺，将导管在导丝配合下送至闭塞的颅内责任大血管，通过支架取栓技术或血栓抽吸技术将血栓取出，使血流受阻的血管得以开通，低灌注的缺血脑组织恢复灌注，最终的核心梗死体积将会降低，患者的预后也会得到明显改善。

缺血性卒中的预防

患有不同基础疾病的患者其预防缺血性卒中的侧重点也有所不同，如高血压患者应注意控制血压，高脂血症患者应注意控制胆固醇、甘油三酯、低密度脂蛋白，糖尿病患者和高危人群应积极控制血糖，房颤或有其他心脏疾病者应控制心脏病相关危险因素。所有患者都要坚持合理膳食、适量运动、戒烟酒、心理平衡。

在智慧医疗的背景下，人工智能技术在健康管理方面已有所应用，可辅助患者进行自我健康监控，协助医生进行疾病管理和风险预测。一些智能手环、智能腕表、可穿戴监护设备可对血压、血糖、血氧、心电等生理参数进行实时、连续监测，以实现在线即时管理和预警。还有一些系统通过收集饮食习惯、锻炼周期、服药规律等个人生活信息，采用人工智能技术进行数据分析，从而帮助纠正不健康的行为和习惯。在传统的规律服药基础上，利用好这些智能设备有助于更好地预防缺血性卒中的发生或复发。

（张宇浩　刘颖）

年轻人也会发生缺血性卒中吗?

提到缺血性卒中,很多人认为这是老年人的专属疾病。然而导致缺血性卒中的病因有很多,部分病因已在不知不觉中"盯上"了年轻人,其中颈部动脉夹层是青年卒中的一个常见病因,并且在一定程度上可以通过提高自身警惕而避免。还请年轻人引起重视,远离颈部动脉夹层卒中。

什么是颈部动脉夹层?

颈部两侧各有两条重要的分别供应大脑前、后循环的动脉——颈动脉和椎动脉。动脉的血管壁由内到外依次为内膜、中膜和外膜,当动脉内膜撕裂导致血液流入内膜和中膜之间(假腔)时,便称为动脉夹层。假腔内的血流流速缓慢易形成血栓或者壁内血肿,栓子脱落或者血肿造成动脉狭窄、闭塞均可导致缺血性卒中的发生。

颈部动脉夹层有什么临床表现?

颈部动脉夹层形成后可导致颈部抽痛或刺痛,部分患者伴有视物异常(瞳孔缩小、眼睑下垂、眼球内陷)或搏动性耳鸣。继发缺血性卒中时其临床表现与病变血管部位有关,如一侧肢体无力、口角歪斜、言语含糊、黑蒙/视力减退、头晕、步态不稳等。

如何避免颈部动脉夹层？

颈动脉或椎动脉在受到外力作用时容易引起夹层，如颈部顿挫伤、颈部按摩、过度拉伸或旋转、剧烈体育运动、剧烈咳嗽等。因此，年轻人应注意保护颈部，颈部按摩应在专业人士指导下进行，活动颈部时避免角度过大，体育运动时量力而行。如果突然出现头颈部疼痛、头晕、视物异常等不适，应立即停止当前动作，及时就医评估颈部血管情况以明确是否出现颈部动脉夹层。医生会根据相应检查结果采取适合的治疗手段。

（张宇浩　刘颖）

天热也谈脑出血

什么是脑出血？

脑出血是指脑内血管破裂，导致血液在脑实质内聚集。如果将我们的大脑比作果壳里的"豆腐"，里面有棵"血管树"，血管从粗及细，充满"豆腐"的每个细小角落，一旦血管破裂，血液涌出，形成的血肿将周围"豆腐"压到旁边，这就是最简单的一个脑出血模型。脑出血的年发病率为 12~15/10 万人，在中国，脑出血占所有脑卒中病例的 18.8%~47.6%。

脑出血有哪些表现？

（1）头痛：血肿压迫周围脑组织或者颅高压会引起剧烈头痛，颅高压患者多伴有恶心呕吐。

（2）昏迷：大面积脑出血患者常突发昏迷或很快进展为昏迷状态。

（3）偏瘫、麻木：关键部位的脑出血，即使出血量低也会导致偏瘫或麻木。

（4）言语障碍：患者不会讲话或者说话不利索。

（5）头晕、步态不稳：小脑出血的患者可以仅有头晕，行走不稳，即使出血面积较大，患者症状也可以很隐匿，不易引起患者及家属重视。

（6）部分患者会有视物模糊、精神症状。

怀疑脑出血，院前如何处理？

（1）紧急就医：突发昏迷偏瘫的患者一定要拨打急救电话。老年患者，突发头晕、步态不稳也要引起重视，否则可能熬着熬着就加重了。

（2）就近治疗：长时间的路途颠簸，脑出血患者很容易加重，推荐患者到最近的有脑出血治疗资质的医院就诊。

（3）谨防误吸：严重脑出血多伴有昏迷、恶心呕吐，家属可让患者侧卧，有利于呕吐物清除，防止误吸。

（4）带好资料：包括患者的医疗就诊记录、常服药物。很多患者家属搞不清楚患者吃什么药物，但也有很多家属将常用药的盒子剪成小卡片随身携带，有的会有一个用药清单贴在病历本的显眼处。另外患者既往疾病记录（如：高血压、糖尿病、心脏病等）、手术记录、中风病史等也要列一个清单。这些好习惯可以帮医生快速诊断，早期干预治疗。

（5）关心家人：很多独居老人发病的时候家人不在身边，等到被邻居发现，病情已经加重、错过了最佳治疗时机。所以家人要经常去看望独居老人或者每天多打几个问候电话。

（6）不擅自服药：脑卒中有出血性（脑出血）和缺血性（脑梗死）之分，且都可以引起偏瘫等症状。有些患者或家属觉得阿司匹林可以治疗脑梗死就在来院前提前吃了，结果到医院查头颅CT发现是脑出血，这无疑是雪上加霜。

（葛安岩）

脑子里长白点？发现脑缺血灶怎么办？

随着生活水平的提高，很多人会因为头晕、头痛、失眠、手麻等去检查头颅 CT 甚至磁共振（MRI）。结果报告显示"脑缺血灶，脑白质高信号，多发腔梗"。患者会有诸多疑问：什么是脑白质高信号？脑子里有这些病灶，会有什么表现？会得老年痴呆吗？需要怎么治疗？

什么是脑白质高信号？

脑白质高信号（White Matter Hyperintensity，WMH），又称为脑白质疏松、推定为血管源性脑白质损伤，是指在头颅磁共振 T2WI 或 FLAIR 序列上脑白质区的高信号，T1WI 序列上低信号或 CT 上低密度区。研究显示，55 岁之前 WMH 的患病率很低，55 岁以后，随着年龄的增长患病率迅速增加，在平均年龄 64 岁的患者中患病率为 11%~21%，而在平均年龄 82 岁的患者患病率高达 94%。

为什么会有 WMH？

WMH 的发病及严重程度部分由基因决定。患有原发性高血压、糖尿病等脑血管危险因素的人群 WMH 的发生率增高。WMH 在卒中、痴呆、偏头痛、晚发性抑郁症患者中更加普遍。

WMH 严重程度如何评估？

目前应用广泛且操作简单的评估法为 Fazekas 视觉评分量表评估法。然而该评估法缺乏每个年龄段正常对照的数据，常将出现融合或开始融合的病灶（对应着存在评分 2 分及以上脑室旁或深部白质病变）等同于广泛存在脑白质病变。近年来，计算机辅助的 FLAIR 脑白质高信号体积计算，相较于 Fazekas 评估法，可以更加准确地评估病变体积及其进展情况（表 2）。

表 2　Fazekas 视觉评分量表评估法

	脑室旁高信号评分	深部白质高信号评分
0 分	无病变	无病变
1 分	帽状或铅笔样薄层病变	点状病变
2 分	病变呈光滑的晕圈	病变开始融合
3 分	不规则的脑室旁高信号，延伸到深部白质	病变大面积融合

WMH 会有什么表现及危害？

WMH 患者会出现认知下降（记忆力、计算力、定向力、语言能力、视空间技能及执行功能等）、步态异常、抑郁、尿便障碍等。研究表明，重度脑白质病变患者罹患脑卒中、痴呆、阿尔茨海默病，甚至死亡的风险更高（风险比分别是 2.45、1.84、1.50 和 2.0）。

发现 WMH，该怎么办？

出现记忆力减退、焦虑抑郁、步态障碍的患者可以到专科专病门诊进行认知测评、焦虑抑郁评估、步态检测。医生可以对患者进行脑血管危险因素筛查、卒中风险评估、健康宣教，严重的患者给予药物治疗。

出现开始融合或者融合性的 WMH（脑室旁或皮质下 Fazekas 评分 2 分或 3 分）的患者遵循脑血管病一级预防指南进行常见脑血管病危险因素评估，如原发性高血压、糖尿病、高血脂、吸烟、饮酒、房颤、缺乏体育锻炼等。目前缺乏阿司匹林或其他抗血栓药物预防 WMH 患者症状性脑卒中的证据。

（葛安岩）

脑微出血等于脑出血吗？

65 岁的王阿姨有点头晕，她来到医院，医生给开了头颅磁共振检查。拿到报告一看，王阿姨更晕了，她火急火燎地跑来问："医生，我脑子出血了！这可咋办啊？"医生疑惑地接过报告单，上面写着：脑内可见微出血灶。医生耐心解释道："其实脑微出血并不等于脑出血哦！"

什么是脑微出血？

顾名思义，"微"就是少，脑微出血（Cerebral Microbleeds，CMBs）是指少量血液内成分从小血管渗出，被周围的"清道夫细胞"（巨噬细胞）吞掉后溶解形成含血黄素的沉积。因为含有三价铁，显微镜下表现为类似铁锈的棕红色。脑微出血是脑小血管病的重要影像学表现和诊断标志。

在头颅磁共振磁敏感加权成像（SWI）上，CMBs 表现为边界清晰、均匀、直径 <10 毫米（多为 2~5 毫米）的圆形或卵圆形低信号灶。目前头颅磁共振（MRI）不能显示所有显微镜下看到的脑微出血病灶。通过增加头颅 MRI 的场强，提高分辨率后会有更多脑微出

血灶显现出来。

一项随访了 9 年的研究表明脑微出血不会随着时间消失。年龄大于等于 45 岁的白种健康人群中，CMBs 发生率是 18.7%；日本中年健康人群中（52.9 ± 7.7 岁），CMBs 发生率约为 3.11%；中国浙江台州 55~56 岁常住人群中，CMBs 发生率在 18.51%。脑微出血的患病率随着年龄的增长而增加。

脑微出血的临床表现及其与脑出血的区别

脑微出血数量较少时，一般无明显临床症状。随着 CMBs 数量的增多，逐渐引起认知功能障碍甚至痴呆表现。在既往有缺血性卒中或者短暂性脑缺血发作的患者中，脑微出血增加颅内出血风险约 4 倍，增加再发缺血性卒中风险约 2 倍。

脑微出血与急性脑出血不同。前者是直径小于 200 微米的小血管损伤，较少量的红细胞等外溢，经巨噬细胞降解之后沉积的慢性过程，患者一般不会有突发不适。而急性脑缺血是脑内较大血管破裂，大量血液突然溢出，引起正常脑组织破坏或受压。患者常突发头痛、偏瘫、麻木、视物不清、步态不稳等表现。急性脑出血是脑卒中的一种，属于神经科急症。急诊头颅 CT 就可以很快诊断急性脑出血。而脑微出血的诊断需要借助头颅 MRI 的特殊序列——T2*或 SWI 序列。王阿姨能够发现脑内微出血灶就是因为医生加了 SWI 序列。

什么样的人容易患脑微出血？

高龄、高血压、脑淀粉样血管病是最常见的 CMBs 的危险因素。其他还有缺血性或出血性卒中、烟雾病、钝性头部外伤、感染性心内膜炎、放疗、睡眠呼吸暂停、携带 APOE ε 4 等位基因等。研究表明，脑微出血也可能是新型冠状病毒感染后的神经病理改变。

脑微出血如何治疗?

脑微出血是脑小血管病的一种，治疗遵循脑小血管病的诊疗原则。患者需要完善脑血管病危险因素筛查，通过严格控制高血压等对脑卒中进行一级预防。如果患者脑微出血多发且位于皮层，需要警惕脑淀粉样血管样变。长期服用抗血小板或者抗凝药物的患者，可以进行头颅 MRI+SWI 检查，若小于 5 个常规治疗；5~10 个注意随访；超过 10 个需要谨慎对待出血风险。

王阿姨脑内微出血病灶较少，医生对她进行了脑血管病危险因素筛查后让她控制好血压、每年随访头颅 MRI+SWI 检查就可以了，王阿姨心中的石头终于落地了。

（葛安岩）

什么是神经元核内包涵体病?

王阿姨,60岁了,近5年来反复头痛、记忆力下降,症状一直没有缓解。不仅如此,2年后还出现尿潴留,反应也是越来越迟钝。去医院做了头颅MRI,报告显示"脑内多发腔隙缺血梗死灶、脑白质病变"。

家里人都觉得是脑动脉硬化了,给她服用多种活血化瘀的中药,营养神经的药,症状却一点也没有改善。近1年来,王阿姨反应更加迟钝了,很多事情不记得了,且常说头部很沉重。奇怪的是,王阿姨却没有高血压、糖尿病这些脑血管病相关的危险因素。

难道报告中的多发"脑缺血灶"真的是脑血管硬化了吗?

王阿姨来到医院检查,影像分析显示,王阿姨的脑子里的确可以看到广泛弥漫对称白质高信号,就是报告里说的脑白质病变;然而在另一个磁共振序列DWI中发现有皮髓质交界处高信号,像一根绸带,随着病情进展由前向后逐步扩展。

发现了特征性影像(绸带征),医生赶快给王阿姨安排了基因检测(PCR+毛细血管电泳),结果显示王阿姨的NOTCH2NLC基因里面异常的GGC重复突变达到118次。这样的异常突变会导致异常毒性蛋白的产生,损伤神经元。在王阿姨皮肤活检病理里面,果然发现了异常沉积在细胞核里的包涵体元凶。真相大白，王阿姨得的是一种叫神经元核内包涵体病的罕见病。既往由于对这种病认识不足，临床上往往容易与脑小血管病等其他疾病混淆，造成漏诊。下面我们通过问答的方式来了解这种特殊的疾病吧。

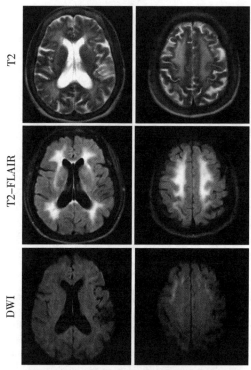

图 22　神经元核内包涵体病的影像学表现

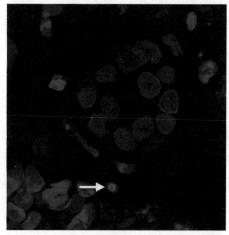

图 23　白色箭头所示为皮肤小汗腺细胞中的泛素阳性核内包涵体

什么是神经元核内包涵体病？

神经元核内包涵体病（NIID）是一种以神经系统为主，可累及肌肉、消化道、肾脏等多个器官系统的退行性疾病。本病在东亚人群中发生率较高，自 2017 年我国首例确诊以来，本病的诊断数量不断增加，迄今国内已发现数百例。

神经元核内包涵体病有哪些症状？

依据发病年龄，本病可分为婴幼儿型、青少年型、成人型，我国绝大多数为成人型。成人型神经元核内包涵体病的临床表现复杂多样，一般在 40~70 岁起病，常见症状有认知功能下降、肢体无力、排尿障碍、震颤、共济失调、头痛、发作性脑病，其中显著的自主神经功能障碍（表现为尿潴留、尿失禁、双侧瞳孔缩小、胃肠道功能紊乱等）及发作性脑病（表现为反复发作的意识淡漠、谵妄、精神症状伴发热）具有很强的诊断价值。部分患者可出现肾功能不全、顽固性呕吐等神经系统外的表现。

神经元核内包涵体病有哪些特征性表现？

本病有两个特征性表现。一是广泛分布于全身各器官系统的 p62 及泛素阳性核内包涵体；二是磁共振影像上广泛的脑白质变性伴随皮髓交界处的 DWI 高信号，我国学者将其命名为皮质下绸带征。出现该影像特征，高度提示神经元核内包涵体病可能。

为什么会得神经元核内包涵体病？

2019 年，我国及日本学者相继发现 NOTCH2NLC 基因的 GGC 三核苷酸重复扩增是东亚人群中神经元核内包涵体病的病因。正常人群中，GGC 重复不超过 40 次；在患者中 GGC 发生扩增，重复次

NIID F1

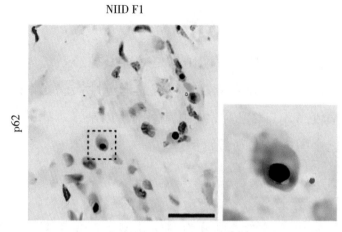

图 24　皮肤组织中的 p62 阳性核内包涵体

数达到 60~200 次。

研究发现 GGC 扩增能产生一种异常的多聚甘氨酸蛋白，这种异常蛋白聚集并沉积体内就形成了广泛分布的核内包涵体。

怎样确诊神经元核内包涵体病？

目前确诊该病需要综合临床症状、影像、基因、病理 4 个方面的信息。首先是进行颅脑 MRI 检查，看是否有脑白质变性和皮质下绸带征；其次是进行 NOTCH2NLC 及相关基因检测；最后是进行皮肤活检，病理染色发现不同组织细胞中的 p62 及泛素阳性核内包涵体仍是诊断该病的金标准之一。

神经元核内包涵体病可以治疗吗？

与其他神经退行性疾病一样，神经元核内包涵体病目前仍无法根治。尽管如此，通过积极的药物治疗能够控制和延缓病情进展，显著提高生活质量。对具有发作性脑病表现的患者予以糖皮质激素治疗能改善症状。随着医学的进步，在不远的将来有望寻找到针对本病的特异性治疗手段。

神经元核内包涵体病会遗传吗?

理论上该病呈常染色体显性遗传,致病基因有一半的概率遗传给下一代。但是,GGC 三核苷酸重复扩增属于动态突变,在代际传递中 GGC 重复数可能发生变异。此外,相关研究发现本病存在不完全外显现象,部分患者家族成员虽然携带 GGC 重复扩增,但不会表现出疾病症状。本病的遗传方式复杂,建议患者家族成员进行遗传咨询。

(丁晶　钟绍平)

大脑深部的不定时炸弹——脑动脉瘤

　　老杜是一名退休职工，过着"老有所乐"的晚年生活。前些日子，他与同事搓麻将时，突发剧烈头痛伴一过性意识丧失、大小便失禁，大约几分钟后自行苏醒。同事们立马把他送到家中，并把这件事情告诉了他的家人。起初，老杜觉得是自己打麻将兴奋激动引起的，没有太在意。但是，他的家人不放心并紧急叫了救护车打算把他送去医院检查。然而，救护车到了家门口，老杜却十分固执，坚称自己没有生病，不愿意去医院。晚上睡觉时，老杜的爱人发现怎么都叫不醒他，因此立刻叫了救护车把他送去医院急诊。医生马上安排了头颅CT及脑血管造影检查，这才发现了老杜此次患病的"元凶"——脑动脉瘤破裂引起蛛网膜下腔出血。经过急诊手术及术后神经重症护理团队的精心救治，老杜终于苏醒并转危为安。

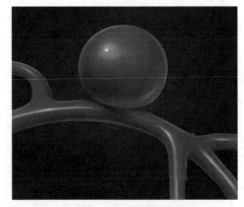

图25　脑动脉瘤示意图

　　生活中类似的情况并不少见，脑动脉瘤并不是肿瘤，而是脑动脉管壁因先天性或后天获得性结构缺陷，在血流的持续冲击下形成的瘤状突起。我们并不清楚它什么时候会破裂，然而一旦破裂却会引起灾难性的后果，因此我们形象地形容脑动脉瘤是大脑深部的"不定时炸弹"。脑动脉瘤破裂引起蛛网膜下腔出血，最典型的表现是突发性剧烈头痛、恶心及呕吐，严重时会导致意识障碍、大小便失禁。其中，紧张、激动、血压突然升高、用力、性生活、体力劳动等是诱发脑动脉瘤破裂的常见原因。

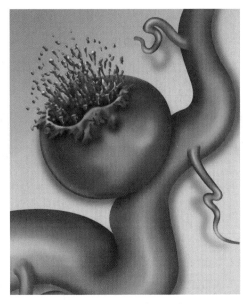

图 26　脑动脉瘤破裂示意图

　脑动脉瘤未破裂时可表现为神经压迫症状，如视力模糊、复视、眼睑下垂等，也可无症状。目前的流行病数据显示，脑动脉瘤多发于 40 岁以上成人，女性居多，部位多在脑底动脉环（Willis 环），其中高血压、家族史、吸烟、长期酗酒、先天性结缔组织发育不全综合征等是脑动脉瘤形成的高危因素。由于脑动脉瘤破裂的危害性极大，如何提早发现并进行手术干预至关重要。脑动脉瘤目前可以通过脑 CT 血管造影（CTA）及磁共振血管造影（MRA）两项无创性检查进行初步筛查。一旦发现可疑脑动脉瘤，常常需要进一步行数字减影脑血管造影（DSA）进行确诊。

对于脑动脉瘤破裂出血患者，48 小时内非常容易出现再次破裂出血并导致严重后果，因此需要急诊手术干预。然而，对于位于 Willis 环好发部位（前、后交通动脉，椎 – 基底动脉等）、形态不规则或伴子囊、多发、家族性及既往有动脉瘤性蛛网膜下腔出血史的脑动脉瘤也需要积极外科干预，避免发生破裂出血。脑动脉瘤目前大多可以通过开颅夹闭及介入栓塞两种手术方法进行有效的处理。

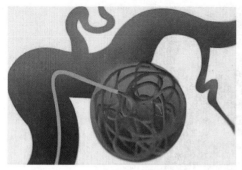 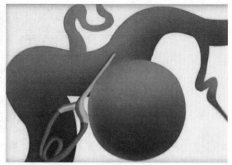

图 27　介入栓塞脑动脉瘤示意图　　　图 28　开颅夹闭脑动脉瘤示意图

小贴士

脑动脉瘤破裂十分危险，突发性剧烈头痛、恶心、呕吐，甚至出现意识障碍及大小便失禁最常见，一定要及时前往医院进行诊治。对于压迫神经及破裂风险高的未破裂脑动脉瘤也需要积极处理，避免发生破裂出血，引起灾难性后果。

（江汉强　倪伟）

脑血管"短路"引发的问题
——动静脉畸形和动静脉瘘

　　我们周围的家用电器如要正常工作，就需要电流自火线流入，为电器供能后，再通过零线流出。和家用电器一样，血液自动脉流入，通过毛细血管向大脑完成供养后，血液压力下降自静脉回流至心脏。

　　如果电器的火线与零线直接沟通，即发生"短路"，会出现起火引发火灾；而如果动脉未通过脑组织的毛细血管网，直接冲向静脉，则形成了动静脉"短路"，最常见的就是动静脉畸形和动静脉瘘。

　　动静脉分流疾病的致病机制均是由于这样的"短路"所引起。动静脉瘘相当于动脉直接通过瘘口"冲"向静脉；脑动静脉畸形则与动静脉瘘不同，虽然也没有毛细血管网来降低动脉的压力，但是在动脉和静脉之间，有数量不等的瘘管形成畸形团，相当于在"短路"的通道上安装了另一个危险装置。

　　脑血管"短路"的危害中，最容易理解的就是血管破裂出血。当没有脑组织的毛细血管进行供血动脉的"降压"，静脉或者畸形团将直接承担动脉压力，受到冲击后容易破裂出血；由于没有毛细血管网，血液将更多地通过动静脉畸形或者动静脉瘘流向静脉，使得周围脑组织的血液供应减少，引起周围正常脑组织缺血，即"盗血"现象，产生癫痫或者对应的神经功能障碍。当静脉的压力越来越高，如果承担压力的静脉连接了静脉窦，相当于河流的下游压力比上游高，不仅高处的水不会流下来，甚至水还会往高处逆流，产生静脉高压引起脑水肿。除出血之外，主要引起的症状还有癫痫、头痛，以及对应的运动感觉障碍，一部分患者会感觉有颅内杂音。

颅脑 CT 和磁共振检查可以发现一部分动静脉畸形和动静脉瘘，但其确诊需要依赖脑血管造影的确认。

没有引起脑出血、不具有脑出血危险结构或者没有神经功能症状的动静脉分流疾病可以选择动态观察随访，而引起神经功能症状的或者出血的类型，则需要治疗干预。需要注意的是，在急性脑出血的情况下，如果出血量不足以威胁生命，应该等待血肿吸收，避免血肿干扰，通过脑血管造影清晰地显示血管结构后，精准治愈，避免残留和正常血管的损伤。但是如果出血已经威胁生命，则需要紧急手术清除血肿，挽救生命，是否同时切除畸形团则根据病情决定。

疾病一旦启动治疗，则需要治疗到底，达到治愈。动静脉分流疾病的治疗主要有 3 种。显微外科手术，即将短路的部位闭合，切除畸形团这样的危险结构；介入治疗手术，即从血管内进入"短路"的核心部位，用胶水或者金属弹簧圈闭合瘘口或者畸形团；放射治疗，即通过伽马射线或者高能 X 射线精准照射瘘口或者畸形团，逐步使得"短路"闭塞。

随着治疗理念的进展和手术技术的发展，动静脉分流疾病的治疗不是多种治疗方法选择其一，而是可以通过多种手段联合，进行综合治疗。比如可以通过放射治疗先缩小畸形团的大小和范围，再进行显微手术切除，缩小切除范围，更好地保护脑组织，增强手术的安全性；又比如先通过血管内介入治疗减少一部分供血动脉的血流，再进行手术切除，从而减少术中的出血量，增加手术的安全性。

　　动静脉分流疾病的早期发现、合理认识和综合治疗是治愈此类疾病的基础。先进的技术和器械的发展，是保障医生祛除脑血管"短路"的有力武器。

（刘佩玺）

什么是烟雾病？

今年 49 岁的李女士，无明显诱因间断性头痛 10 年余，以右侧颞部疼痛为主，期间有过数次一过性左侧肢体麻木，但因患者平素身体健康情况良好，除了血压偏高外，没有其他疾病，一直以为是高血压或偏头痛引起头痛，从而未引起重视。然而，不幸的是 1 周前李女士突然出现剧烈头痛，随后意识逐渐模糊，家属拨打急救电话后，救护车送到医院急诊，头颅 CT 检查提示双侧脑室出血、脑室铸型，头颅 CTA 检查提示双侧大脑中动脉闭塞伴烟雾样血管形成，考虑"烟雾病"可能。好在通过双侧脑室外引流术和漫长的康复训练，李女士恢复良好，可以正常生活和照顾家庭，但也遗留了严重的记忆力减退问题。

烟雾病是一种病因不明的，以双侧颈内动脉末端及大脑前动脉、大脑中动脉起始慢性进行性狭窄或闭塞为特征，并继发颅底异常血管网形成的一种脑血管疾病。日本学者最早报道了这种疾病，在患者的脑血管造影上，可以看到脑底部有密集成堆的小血管，酷似烟雾，因此被称为"烟雾病"。烟雾病可以发生在任何年龄，但多见于儿童和青壮年，两个发病年龄高峰是 10~14 岁和 40 岁左右。

烟雾病好发于东南亚，日本居多，且有一定的家族聚集性和遗传倾向。随着无创影像技术的发展和国民健康体检意识的提高，在我国越来越多的烟雾病患者被诊断和治疗。然而仍然有大量的患者和李女士一样，直到出现脑卒中症状后才到医院就诊治疗，很多患者因为病情延误而落下了终身残疾，甚至丢了性命。

烟雾病听起来非常魔幻，很容易让人联想到一幅烟雾缭绕的景象，如梦如幻。事实上，烟雾病的临床表现与其名称一样，变幻莫测，让人摸不着头脑。烟雾病患者的临床症状主要表现为脑缺血和脑出血，此外还有部分患者表现为其他症状，例如头痛、癫痫、认知功能障碍等。烟雾病患者往往会反复出现脑梗死或脑出血，导致神经功能障碍越来越重，严重降低生活质量。因此，尽早发现烟雾病，尽快精准地治疗烟雾病是关键。对于儿童或成年人不明原因出现头痛、癫痫、肢体无力、麻木、失语、一过性黑蒙等，就要考虑是不是烟雾病，需尽快到具备专业诊疗能力的医院做进一步检查，以免漏诊，延误治疗。

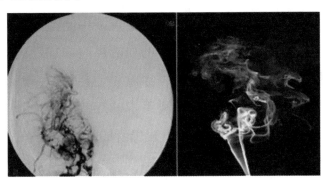

图 29　烟雾病示意图

目前脑血管造影是诊断烟雾病的金标准，但头颅 CT、CTA、磁共振、PET 等检查同样必要。Suzuki 和 Takaku 依据烟雾病发展过程，将脑血管造影的影像表现分为 6 期，成为目前公认的烟雾病评价标准，即 Suzuki 分期（铃木分期）。烟雾病的治疗主要包括保守治疗和手术治疗，保守治疗主要适用于经影像学检查评估代偿良好的无

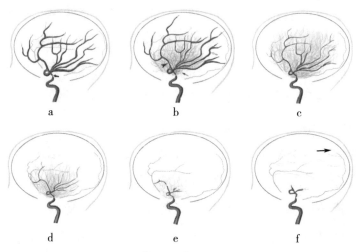

图30 "烟雾病"Suzuki 分期

症状患者，但仍需定期影像学检查评估及门诊随访；近几年，随着技术的进步和医学的发展，颅内外血流重建术已被广泛应用于烟雾病的外科手术治疗，其效果也得到证实。颅内外血流重建术类似于我国的"南水北调"工程，就是把颅外的颞浅动脉和肌肉血管直接或间接地连接到颅内的皮层血管。颅内外血流重建术可分为直接血运重建术、间接血运重建术以及联合（直接＋间接）血运重建术，通过手术可以使来自颈外动脉系统的血液供应增加颅内血流，从而改善脑血流量和脑血流储备能力。随着对烟雾病的不断深入研究和外科手术技术的进步，烟雾病外科手术的疗效不断提升，显著降低了脑梗死和脑出血的再发生率，改善患者的神经功能。

小贴士

烟雾病是一种罕见脑血管疾病，是引起中青年脑出血、脑梗死的重要原因之一。遇到烟雾病请不要慌，一旦确诊为烟雾病，一定要及时根据病情选择合适的治疗方案，不要因一时的疏忽和侥幸而悔恨终生。

（杨恒　倪伟　顾宇翔）

预防卒中

学会解读血脂报告

众所周知，高血脂是心脑血管病的危险因素。在医院和体检中心，也经常对就诊者、体检者进行血脂检测。那如何解读血脂报告，怎么知道自己的血脂到底高不高呢?

项目	结果	参考值	单位
总胆固醇	5.14	增高 5.20-6.20 很高>6.20 适宜<5.20	毫摩尔/升
甘油三酯	2.23	增高 1.70-2.30 很高>2.30 适宜<1.70	毫摩尔/升
低密度脂蛋白胆固醇	3.23	增高 3.40-4.10 很高>4.10 适宜<3.40	毫摩尔/升
非高密度脂蛋白胆固醇	4.24	增高 4.10-4.90 很高>4.90 适宜<4.10	毫摩尔/升
高密度脂蛋白胆固醇	0.90	>1.04	毫摩尔/升
载脂蛋白 A-I	1.37	1.10-1.70	克/升
载脂蛋白 B	1.02	0.80-1.55	克/升
脂蛋白(a)	8	0-75	纳摩尔/升
小而密低密度脂蛋白	1.34	0.25-1.17	毫摩尔/升

图31　血脂报告单

从这张图中，可以看到血脂检测实际上包含多个项目，上述各项都是血脂检测的结果。

胆固醇高就是血脂高？

总胆固醇是指血液中所有脂蛋白所含胆固醇之总和。它的升高表明所有脂蛋白的含量，主要包括了高密度脂蛋白胆固醇和低密度脂蛋白胆固醇，鉴于它不能反映各种脂蛋白的含量，所以并不是个最重要的参考指标。

高密度脂蛋白胆固醇（High Density Liptein Cholesterol，HDL）：临床检测主要依据胆固醇来测量计算，所以报告上用高密度脂蛋白胆固醇表述，简写为HDL-C。它可将胆固醇从肝外组织转运到肝脏进行代谢，由胆汁排出体外，是一种抗动脉粥样硬化的脂蛋白，对肌体具有保护作用。所以它是人体中的"好胆固醇"，即使数值增高，不用过于担心。

低密度脂蛋白胆固醇（Low density liptein cholesterol，LDL）：临床检测主要依据胆固醇来测量计算，所以报告上用低密度脂蛋白胆固醇表述，简写为LDL-C。LDL-C是血脂检查中最重要的一项指标。多种研究发现，低密度脂蛋白升高是造成心脑血管病发生的危险因素之一。它是人们公认的"坏胆固醇"。

值得注意的是，人们常常采用报告的正常范围对自己的血脂是否升高进行评估，然而，鉴于低密度脂蛋白在动脉硬化疾病中的重要作用，具有不同危险因素的患者具有不同的血脂控制要求。以脑梗死为例，如果患者具有其他动脉硬化的危险因素，LDL-C建议值是2.59毫摩尔/升以下；如果患者有严重动脉粥样硬化，非常高的卒中风险，LDL-C则需控制在1.8毫摩尔/升以下。有时候在急性卒中的情况下，可以进行强化降脂治疗。所以说LDL-C是血脂检测中最主要的指标，每个人的情况不同，需要达到的指标不同，具体情况因人而异，不能只看参考值。

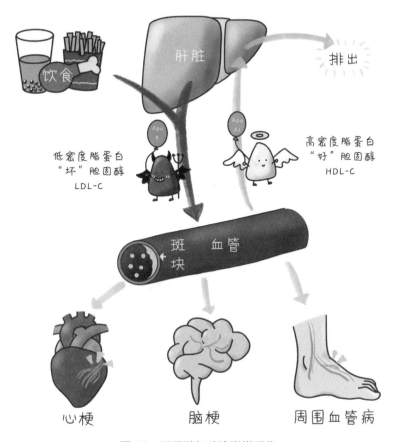

图 32　胆固醇与动脉粥样硬化

甘油三酯高怎么办？

前文所述的总胆固醇、低密度脂蛋白胆固醇等是指血液中相关脂质成分的含量。甘油三酯是一种化学物质，它是组成人体内两种脂蛋白——乳糜蛋白和极低密度脂蛋白的主要成分。正常饮食后乳糜蛋白会在空腹 12 小时后被消化，因此，空腹检查血脂中，甘油三酯的指标，指的就是极低密度脂蛋白及其残粒的浓度。

鉴于甘油三酯受饮食影响较大，为了检查结果正确，要求检查前 12 小时内不要饮食。轻度甘油三酯增高血症（小于 4 毫摩尔/升）

一般是建议控制饮食，加强锻炼减重，戒烟限酒。有些人会发现甘油三酯升高明显，大于 10 毫摩尔 / 升，这是由于体内代谢缺陷，往往有家族史，为了避免脂肪肝，继发胰腺炎等，需要规律服用贝特类药物降低甘油三酯。

载脂蛋白是什么？

有些细心的患者，会发现报告上还有个项目叫载脂蛋白。载脂蛋白是血浆脂蛋白中的蛋白质部分，能够结合和运输血脂到肌体各组织进行代谢及利用。目前发现许多载脂蛋白，研究比较成熟，在血脂报告上常见的是载脂蛋白 A1（Apo A1）以及载脂蛋白 B（Apo B）。

载脂蛋白 A1，它主要是存在于高密度脂蛋白之中，所以它间接反映了高密度脂蛋白的水平，也是越高越好。

载脂蛋白 B，90% 左右的载脂蛋白 B 分布在低密度脂蛋白质中，通俗点说，一份低密度脂蛋白就带一份载脂蛋白 B。如果两位患者低密度脂蛋白含量一样，载脂蛋白 B 升高的患者提示低密度脂蛋白又小又密，更加易于沉积到动脉内膜中形成斑块。因而载脂蛋白 B 升高也同样提示需要重视并积极控制血脂。

脂蛋白 a 是血脂吗？

在血脂报告单上，常常还有一个数值，脂蛋白 a [Lp（a）]，每个人差距很大，有些人就十几，有些人则上千。这个是血脂吗？为什么差别这么大？

Lp（a）的结构类似 LDL，但还含有在其他任何脂蛋白中都不存在的 Apo（a）。Lp（a）会阻止血管内血块溶解，促进动脉粥样硬化形成，因此是动脉硬化的独立危险因素。Lp（a）的浓度个体差异很大，推测和遗传有关。非常遗憾的是，目前除烟酸外，没有可以明确降低 Lp（a）的药物，如有 Lp（a）升高，则需要比其他人更加注意饮食控制，预防动脉硬化。

综上所述，血脂检测不是一个单一数值，是多个检测结果的总和。我们要明白每项指标的意义，不要过度担心，更不要掉以轻心。建议大家根据医生评估和建议，进行个体化治疗，定期随访，保持身体健康。

（丁晶）

（插画：罗雯怡）

同型半胱氨酸那些事儿

什么是同型半胱氨酸?

我们每天都能从饮食中获取蛋氨酸,它是人体必需的一种氨基酸,但当它在体内转化时,会生成一种中间代谢产物——同型半胱氨酸(HCY)。因此它是消化系统将食物中的蛋白质转化为能源过程中的一项副产品,即每个人的体内都存在 HCY,只是含量高低不同而已。

HCY 增高有什么危害?

正常情况下,血 HCY 在体内维持较低浓度。由于各种原因导致体内血 HCY 升高,即高 HCY 血症。近年来研究发现,高 HCY 血症在冠心病、脑卒中等心脑血管疾病发病中,是与原发性高血压、糖尿病、高脂血症及吸烟一样重要的独立危险因素。

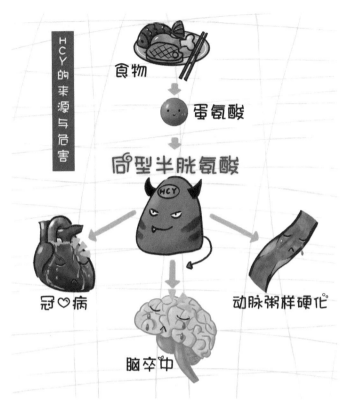

图 33　同型半胱氨酸的危害

HCY 指标多少才安全?

国际共识称，HCY 应该小于 6.3 微摩尔 / 升，超过这个值可能会进入心脑血管事件的高危区，达到 10 微摩尔 / 升的人，心脑血管事件发生率是正常人的 2 倍。对于心脑血管病患者而言，高 HCY 血症如同"火上浇油"，使脑卒中风险显著增加。

表 3　同型半胱氨酸的风险分类

风险分类	HCY 值（微摩尔 / 升）
安全	<6
高风险	6~10
高 HCY 血症（轻度）	10~15
高 HCY 血症（中度）	15~30
高 HCY 血症（重度）	>30

哪些原因会导致 HCY 增高?

（1）性别因素：血 HCY 水平存在男女性别差异，男性的 HCY 水平高于女性。

（2）遗传因素：基因缺陷或突变导致缺乏 HCY 代谢必需的酶。

（3）营养因素：缺乏维生素 B_6、维生素 B_{12}、叶酸等。

（4）疾病因素或药物因素：疾病如肾功能不全、甲状腺功能减退、肝病、恶性肿瘤等。药物如卡马西平、异烟肼等。

（5）不良生活方式：过量饮酒、吸烟、大量摄入咖啡或浓茶等。

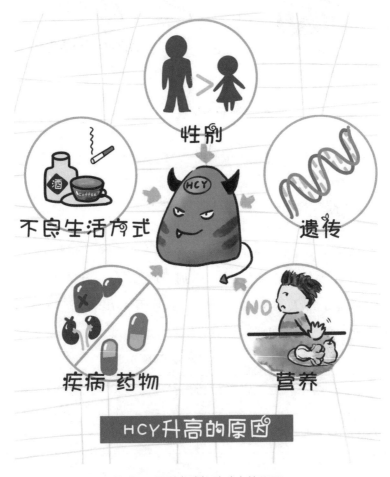

图 34　同型半胱氨酸升高的原因

哪些人需要检测 HCY？

推荐下列人群进行 HCY 检测：已有冠心病、脑血管病者；有高血压、糖尿病、肥胖、吸烟、高脂血症者；有冠心病、脑血管病家族史者；40 岁以上男性、绝经期后女性及孕妈妈。

如何检测 HCY 水平？

HCY 检测需要抽血，检测前需要禁食 10~12 小时，但不禁水。

发现 HCY 增高怎么办？

1. 注意科学饮食，保持健康生活习惯

首先，注意主食粗细搭配。我们知道，未加工的谷物、豆类等食物中含有较多的 B 族维生素。但是现在，人们常吃精细化主食，多次加工后，会造成大量 B 族维生素等营养素流失。所以，日常主食要提倡粗细搭配，粗粮占 1/3 至 2/3，这样可帮助降低心脑血管疾病发病风险。

其次，多吃蔬菜水果。新鲜蔬菜水果中富含 B 族维生素，日常应保证每天摄入 300~500 克。绿叶蔬菜中的叶酸含量较高，但叶酸易受阳光、加热等影响而氧化。因此，绿叶蔬菜要避免光照，烹饪时减少爆炒。

第三，少吃红肉。人体内的 HCY 主要来源于进食动物蛋白质中的蛋氨酸，猪肉、牛肉等红肉中的蛋氨酸含量较高，因此建议日常控制红肉摄入量，每天不超过 50 克，可用鱼肉、鸡胸肉、豆类等补充优质蛋白。

此外，保持健康生活习惯，戒烟限酒，少喝咖啡和浓茶。

2. 药物治疗

在医生指导下，通过药物补充维生素 B_6、维生素 B_{12} 和叶酸。

3. 定期复查

建议每隔半年复查 1 次，以了解治疗效果，调整下一步饮食或药物治疗方案。

（吴旭青）

（插画：罗雯怡）

颈动脉斑块之认知篇

颈动脉斑块是什么？

体检报告上，经常能够看到"颈动脉斑块"这几个字。究竟它是什么呢？顾名思义，它指的是长在颈动脉这个地方的斑块。随着年龄的增长，血管里的垃圾成分，如脂质等逐渐增多，如同淤泥一样附着在动脉壁上，导致动脉的管壁变厚、变硬，最终形成一层像蜡样的动脉粥样硬化，也就是我们所说的斑块，使得血管管腔变狭窄。

颈动脉是我们人体的一根重要的血管，是心脏向大脑输送血液、氧气和营养物质的重要输送通道，与我们的大脑健康息息相关。颈动脉上有一个"Y"形的分叉结构，这一块的结构使得血流经过此处时容易形成涡流。同时动脉的血流速度通常很快，经过这里时对血管壁的冲刷力量也比较大，久而久之颈动脉的动脉内膜就容易出现机械损伤变得毛躁，使得血管内的脂质更容易进入血管内膜沉积，导致颈动脉斑块的产生。

颈动脉斑块有危害吗？

颈动脉斑块很容易影响大脑健康，甚至带来不可挽回的重大致残可能性。在颈动脉斑块较小的时候，患者可能不会出现明显临床症状。但一旦狭窄程度超过50%时，患者就有可能出现一些脑供血不足的症状，比如整天感觉头昏昏沉沉的，有时有黑蒙的感觉，甚至发生晕厥。除此之外，一些不太稳定的颈动脉斑块容易发生脱落，或者斑块内发生破裂，掉进血液中形成血栓。这些血栓随着血流堵塞脑部的一些分支血管，导致脑梗死的发生。

什么情况下容易得颈动脉斑块？

年龄增大，肥胖，三高（高血压、高血脂、糖尿病）及高同型半胱血症、高尿酸血症等代谢综合征，不良的生活方式如吸烟，不运动等都能引起颈动脉斑块的形成。

第一，斑块的发生率跟年龄有明显相关，年龄越大，个体出现斑块的概率就越大。这也就是为什么在日常生活中我们经常在老年人的体检报告上看到有"颈动脉斑块"的字眼，但在青年人的体检报告上很少看到这样的字眼。

第二，高血压时血管的弹性变低，这样一来，血管对压力的缓冲能力减少了，导致颈动脉分叉处血流的冲刷力量进一步增大，对动脉内膜的破坏性增高，加速了颈动脉斑块的形成和进展。

第三，高血脂、糖尿病、肥胖、高同型半胱氨酸血症、高尿酸血症等代谢异常会造成体内的脂代谢失常。血管内的脂质成分增多，更容易在颈动脉壁发生堆积，使得斑块形成和增长的速度加快。

第四，吸烟时烟雾的各种有害成分会引起血管内皮细胞的损伤，加重颈动脉斑块的形成。

因此，要想远离颈动脉斑块，首先需要改变不良的生活方式，并且对上述危险因素进行科学有效的管理。

发现颈动脉斑块怎么办？

如果发现自己或者家人有颈动脉斑块，下一步我们应该怎么办？有些人看到报告上的结果后会非常紧张，焦急地认为自己马上就要脑梗死了，希望立刻得到治疗。还有些患者大大咧咧的，认为就只是个斑块而已，年纪大了总归要得的，不去管它。那哪一种对待颈动脉斑块才是科学正确的呢？首先需要确认的一点是，一旦发现了颈动脉斑块，就需要积极地进行干预。但也无须过度紧张焦虑，科学对待是关键。

（刘旭）

颈动脉斑块之手术篇

发现颈动脉斑块，为什么还要再做详细的血管检查？

"为什么我都已经做了 B 超确定有颈动脉斑块了，医生还要让我再做其他检查？"有些患者朋友可能会有上述的疑问。超声是一种筛查手段，只能看到颈部这一段的血管情况，针对一些斑块体积较大，甚至有明显动脉狭窄的患者，医生需要进一步了解脑内血管是不是同时也合并有狭窄，或是心脏发出的血管是否也有斑块，来进行综合评估指导后续治疗，这时会需要借助进一步的血管检查手段对血管做深入的评估。

进一步的血管检查方法有哪些呢？

目前临床上的检查方法包括无创的 CT 血管造影（CTA）、磁共振成像血管造影（MRA）检查和有创的脑血管造影（DSA）检查三种。

CT 血管造影（CTA）在 CT 扫描前需要注射一种含碘的造影剂，也就是老百姓常说的"打一针再做 CT 扫描"。CTA 的优点是无创、对血管狭窄的部位和狭窄程度的评估结果准确，还能够判断斑块的稳定性。但造影剂需要经过肾脏代谢，可能会对肾功能有一定的影响，因此检查前需要进行肾功能的评估，肾功能不全的患者慎用这种检查。

磁共振成像血管造影（MRA）不需要打造影剂，不伤肾，同时也具备了无创的优点，但是它具有一定的扩大效应，通常显示的血管狭窄程度会比实际的狭窄程度要重。此外，体内有金属植入物的人也不适合做 MRA 检查。

脑血管造影（DSA）是诊断颈动脉狭窄的金标准，能够快速、实时、清晰地显示脑血管的形态，但它是一种有创的检查，通常需在住院期间才能完成，因此一般不推荐作为首选。

详细评估后血管情况很差、狭窄很严重怎么办？

经过进一步的血管评估后，如果发现血管狭窄比较严重时，可能需要进一步进行手术治疗。一般来说，当血管狭窄程度 ≥ 70% 时，后续出现脑梗死的风险会很高，因此医生会结合斑块的稳定性、患者的症状、患者本身的基本情况考虑是否需要进行手术，以及采用何种手术方式。

手术治疗有危险吗？

目前颈动脉斑块的手术主要有两种方式：一种是通过手术剥离颈动脉内膜和硬化的斑块的方法，称为颈动脉内膜剥脱术，多在全麻下进行；另一种是颈动脉支架植入术，是一种微创手术，通过在狭窄的位置放置支架撑开狭窄的血管壁，达到恢复颈动脉血流通畅的目的。不论是哪种治疗方式，都能在很大程度上预防脑梗死的发生。这两种手术目前都已经在临床中广泛开展，安全性较高。

如果查出来脑内的血管也同时有狭窄怎么办？

颅内血管的狭窄同样也可以进行手术干预，但是颅内血管相对颈动脉来说，在脑内走形迂曲，有很多分叉血管，手术的风险相对较高。目前主要是针对那些已经进行了严格的药物治疗和生活方式干预，仍然有很高的脑梗死发生风险的患者进行手术治疗。主要包括单纯的球囊扩张成形术和颅内支架植入术两种方式，可以在需要时进一步与神经介入的医生进行深入沟通后制订具体手术方案。

（刘旭）

颈动脉斑块之药物篇

如果全面评估后医生认为病情不严重，不需要手术处理，那么接下来就需要接受药物的治疗。

颈动脉斑块需要马上吃药吗?

通常来说，干预颈动脉斑块的方式包括生活方式改变、药物治疗和手术治疗 3 个步骤。对于颈动脉斑块体积较小、没有引起管腔狭窄，且斑块性质为强回声的患者来说，暂时无需服药，因为这样的斑块不太会引起严重的脑缺血事件。可以通过改变生活方式来进行干预，如戒烟，少吃油炸食品、甜品等过度加工的食物，多吃水果、蔬菜、粗粮，加强锻炼、控制体重等。此外，定期复查颈动脉超声和血脂、血糖等指标即可。

当颈动脉斑块的性质为低回声的不稳定斑块时，因为担心斑块会脱落形成血栓堵塞脑部血管引起卒中，以及那些合并有高血压、糖尿病的患者通常会被医生建议服用药物。

颈动脉斑块需要吃哪些药物呢?

一般来说，首先需要服用他汀类降脂药物来防止斑块进一步变大。他汀类药物能够降低血液中一种叫作"低密度脂蛋白胆固醇（LDL-C）"的物质，它是形成斑块的核心成分，起到抑制斑块生长的作用。此外，他汀类药物还可以改善血管内皮的代谢，使斑块中脂质核心的密度变大，从而让斑块变得更"硬"更结实，不容易破溃，也就是我们说的起到稳定斑块的作用。因为不稳定斑块一旦破溃或脱落，会引起血小板聚集，激活纤维蛋白，导致脑血栓形成。因此除了他汀类药物以外，通常还建议患者服用抗血小板聚集的药物，如阿司匹林、氯吡格雷等。

这些药物有没有不良反应，能不能长期服用？

很多老年人担心长期服用他汀类药物会伤肝，长期服用阿司匹林容易伤胃。那这些药物需要长期服用吗？第一，这些不良反应一般仅在小部分人群中出现，很多人服药过程中并没有严重不良反应。第二，针对有脑梗高危因素，或本身已是颈动脉重度狭窄的患者来说，未来发生脑卒中的风险比较高，医生会根据个体自身情况，来评估服药与否的风险和获益。因此，需要定期就诊，由医生评估药物的服用节律。

如何科学服用他汀类和抗血小板药物呢？

第一，在医生的帮助下，选择合适的药物及剂量。

第二，定期随访肝肾功能、肌酶指标，监测药物可能带来的不良反应。

第三，必要时在医生帮助下调整药物。

发现颈动脉斑块不要慌，只需带好检查报告到神经内科门诊，让医生来帮你进行专业和综合的评估，针对不同的情况帮助患者制订个体化的治疗方案。

（刘旭）

脑小血管发病也是高血压犯了?

在脑疾病智能门诊，我们会经常给患者展示、讲解脑小血管病在头颅磁共振上的表现，包括脑白质高信号、腔梗等。对病灶有了直观的印象后，大部分患者往往只关注如何消除这些病灶。而事实上通过对高血压等危险因素的控制，来延缓病灶进展和功能受损才是最重要的。这好比脑梗死在脑内遗留的疤痕是永远都不会消失的，我们需要关注的是患者的功能康复及脑梗死预防。大家都知道高血压会引起大血管的动脉粥样硬化，但很少有居民朋友了解高血压对脑内小血管的影响。下面就跟大家聊一下脑小血管病与高血压的关系。

脑小血管病与高血压的关系

高血压是脑小血管病最主要的危险因素，长期高血压造成血管内皮细胞损伤、平滑肌增生、小血管壁的基底膜增厚可以引起慢性脑组织缺血，这是造成脑小血管病最常见的病理基础。

正常人早上清醒后血压逐步升高，6点到8点出现第一个高峰，之后趋于平稳，下午4点到6点出现第二个高峰，晚上睡眠以后血压逐渐下降，至夜里2点到3点降到最低水平，呈现双峰一谷的长柄勺形（勺形）。

血压的这种昼夜节律变化对维护脑小血管的正常结构和功能起着重要的作用。部分患者会出现血压的昼夜节律消失（非勺形）、夜间血压不降反升（反勺形），或者夜间血压过度减低（超勺形）。研究表明血压昼夜节律异常（尤其是超勺形）及血压波动太大也会促进脑小血管病的发展。

高血压合并脑小血管病的控制目标

既然高血压与脑小血管病的关系如此密切，患者血压控制在什么水平更为合适呢？一项纳入 3020 例急性腔梗患者的 SPS3 研究表明强化降压治疗（目标血压 ≤ 130/80 毫米汞柱）可以降低患者脑出血的风险。

但由于每个人的基础血压、心脏、肾脏等器官的基础疾病、血管狭窄情况不同，所有人群使用同一降压目标显然是不科学的，医生会对每位患者的并发症、心脏、肾脏等情况进行全面评估后制订个体化的降压方案。

脑小血管病合并高血压的控制策略

1. 正确测量血压

首次高血压的诊治还是建议至专科医院进行。规范治疗后需要在家长期检测及记录。部分患者（如白大褂高血压、隐匿性高血压、单纯夜间高血压）的诊断还需要完善动态血压检测（ABPM）。

血压自我检测小贴士：

（1）测量仪器：推荐上臂式家用自动电子血压仪。

（2）测量时间：早晚各 1 次（晨起后，服药及早餐前、睡前、固定测量时间）。

（3）测量要求：坐位血压、避免情绪激动及憋尿。

2. 改良生活方式

健康的生活方式是血压控制良好的基础。

健康生活小贴士：

（1）减少盐的摄入：每日摄盐（氯化钠）低于6克，这个剂量相当于1啤酒瓶盖的量。

（2）合理膳食：饮食以水果、蔬菜、低脂奶制品、富含食用纤维的全谷物、植物来源的蛋白质为主，减少饱和脂肪和反式脂肪酸摄入。

（3）控制体重、增加运动：控制能量摄入，推荐中等强度的有氧运动，减少久坐时间。

（4）戒烟、戒酒：减轻精神压力、保持心理平衡和良好的睡眠。

3. 药物选择

优先使用长效降压药物减少血压波动。有证据显示钙离子通道阻滞剂（地平类药物）可以减少患者血压变异性、与脑白质高信号体积减小有关。而RAS阻断剂（沙坦类药物）可以减少患者体位变化过程中血压的变异。医生会根据特殊人群的并发症，选择针对性药物进行个体化治疗。

（葛安岩）

卒中救治

急性缺血性卒中黄金时间内的神奇"药方"

很多人在患病后都希望有一个神奇的药方，可以药到病除。对于急性缺血性卒中患者而言，在黄金时间内最快速有效的"药方"就是静脉溶栓。

什么是静脉溶栓？

静脉溶栓通过静脉注射溶栓药物以溶解血栓，使血管再通、脑组织恢复正常灌注，最终改善患者的神经功能缺损症状，有效降低缺血性卒中的致残率和死亡率。

溶栓药物为什么这么神奇？

目前临床上主要应用的溶栓药物为阿替普酶。阿替普酶是一种抗血栓药物，又称"重组人组织型纤溶酶原激活剂"，主要成分为糖蛋白。它并不直接溶解血栓，而是与血栓中的纤维蛋白选择性地结合，并激活与纤维蛋白相连的纤溶酶原，使其转变为纤溶酶，从而达到溶解血栓的目的。

所有急性缺血性卒中患者都能静脉溶栓吗?

并非所有急性缺血性卒中患者都可以进行静脉溶栓。静脉溶栓有个非常重要的"时间窗"限制,即发病到静脉溶栓的时间需在 4.5 小时以内。除此之外,静脉溶栓还存在一些禁忌证,如出血风险高、颅内肿瘤、近期特殊部位手术史等,这些需要专业医师进行综合评估,若经评估后无禁忌,且发病时间在 4.5 小时以内,均可考虑行静脉溶栓治疗。

静脉溶栓的效果有多大?

任何治疗都是风险与获益并存的,静脉溶栓也是如此。研究结果表明,在 100 例发病 3 小时内接受静脉溶栓的患者中,有 32 例最终的结局为症状改善甚至恢复正常,有 62 例症状无明显变化。但有 6 例患者会出现症状性脑出血,其中 2 例最终症状会加重,1 例会严重残疾或死亡。

尽管静脉溶栓的有效率近 1/3,但据研究统计,我国 2019 年初至 2020 年末急性缺血性卒中的静脉溶栓率仅为 5.64%。较低的溶栓率主要由于患者到医院经过检查及评估后已超过 4.5 小时的时间窗或者患者来院时已远远超过 4.5 小时。因此,早期识别卒中症状并及时来院就诊,可以增加接受静脉溶栓的机会,从而提高获得良好预后的可能性。

展望

除了阿替普酶以外,另一种新的静脉溶栓药物为替奈普酶,其有效性和安全性已在多个临床研究中被证实。与阿替普酶相比,替奈普酶的半衰期更长、清除血栓的特异性更强,且不增加出血风险。在使用方法上面,替奈普酶只需在 5~10 秒内单次静脉团注即可，相较于阿替普酶在 1 小时内静脉滴注，更为省时、方便。

　　尽管目前替奈普酶还未在我国临床上常规应用，但国内外已有指南推荐替奈普酶应用于部分人群中。相信随着相关循证医学证据的累积，属于替奈普酶的静脉溶栓时代终将开启，也会有更多的急性缺血性卒中患者受益于此。

（张宇浩　刘颖）

"伤胃"的阿司匹林何时服用好？

张阿姨因为有过 1 次"腔梗"，医生关照要长期在晨起饭前口服阿司匹林，预防卒中再发。然而她听邻里说："阿司匹林对胃很刺激，吃了饭再吃才不会伤胃。"张阿姨很是疑惑，到底何时服用阿司匹林才好呢？

阿司匹林知多少
（视频）

许多患者都认为既然阿司匹林伤胃，应该饭后服用，有了食物"打底"，才不容易刺激胃。实际上，目前市面上能买到的阿司匹林都是"肠溶片"，须饭前空腹服用才更不容易"伤胃"。这是为什么呢？

首先，看看阿司匹林是怎样伤胃的。

目前认为，阿司匹林有 3 个招式来损伤胃肠黏膜。

招式一：阿司匹林在酸性环境下不能离子化，而以原物溶解于胃液，脂溶性的阿司匹林原物以及杂质水杨酸能穿透胃黏膜上皮细胞膜，直接破坏黏膜屏障。

招式二：被吸收的阿司匹林又能抑制环氧化酶活性而干扰胃十二指肠黏膜产生前列腺素，使黏膜细胞失去正常的前列腺素保护作用。

招式三：阿司匹林会抑制血小板环氧化酶活性，减少血栓素 A2 合成，降低血小板的聚集能力，胃黏膜如有小损伤，则出血将难以止住。

接下来，我们就可以见招拆招。

市面上常用的阿司匹林肠溶片的机制在于其特殊的外膜，它是由纤维素、硅或其他不活泼原料组成的。如在饭前服用，其外膜可以抵抗其在胃内的崩解，减少药片在胃部的停留时间，而使药片在经过胃之后，抵达十二指肠偏碱性的环境中再分解，可有效减少对胃黏膜的刺激作用。

相反，若在饭后服用阿司匹林肠溶片，一来使它在胃中停留时间加长，二来胃部酸碱环境改变使得肠溶片易在此崩解。

所以，阿司匹林肠溶片应当在饭前 30~60 分钟用适量水送服。

其次，对于有胃溃疡病史的人，在服用阿司匹林期间，可以同时使用米索前列醇等前列腺素类似物、抑胃酸剂、胃黏膜保护剂等护胃药物，使得胃黏膜不易损伤。

（潘雯）

你需要知道的卒中急救常识

你是否亲历或者听别人讲述过身边有人突发卒中的场景？你的家人或朋友是否为卒中高危人群，如果不幸发生卒中事件，你是否可以有条不紊地应对？对于卒中的救治，时间就是大脑。在争分夺秒的救治过程中，除了医疗团队外，家人和朋友也发挥着重要作用。我们根据时间线为你梳理了一份卒中急救常识清单，请大家牢记，以备不时之需。

快速识别卒中症状

有些患者因为症状不明显，往往被自己和家人朋友忽略，从而错过了黄金救治时间。中国卒中学会正式发布了识别卒中早期症状的"BE FAST"口诀：B=Balance，指平衡或协调能力丧失，突发行走困难；E=Eyes，指突发的眼睛视物困难；F=Face，指突发的面部不对称、口角歪斜；A=Arms，指突发一侧手臂无力或麻木；S=Speech，指突发言语含糊或言语不能；T=Time，发生以上任何症状请勿等待症状自行消失，应立即拨打急救电话寻求医疗救助。

牢记发病时间

当你拨好急救电话后，一定记下此刻的时间，最好精确到分钟。这样有助于医生判断患者是否处于静脉溶栓或者血管内治疗的时间窗内。

清楚患者既往病史和用药史

当你在等待救护车到来的过程中，除了找到患者身份证、医保卡、病历本以外，还应该确认患者既往是否有原发性高血压、糖尿病、心房颤动等基础疾病，近期是否服用相应的药物，如若不确定，应尽快向患者本人或直系亲属确认。这些信息的提前准备有助于缩短在医院的诊间问诊时间，以加快整体救治流程。

送往离家最近的卒中中心

卒中救治强调时间的紧迫性，因此送至医院的时间越短越有利于更早的接受治疗。每个城市都已发布具备卒中诊疗能力的卒中中心，你可以通过"卒中急救地图"查找你所在城市距离你家最近的卒中中心，尽快送达以提升救治质量。

沉着冷静配合医生救治

当患者送至卒中中心时，你所做的就是配合医生的病史询问、陪同患者完成相关化验和影像检查。医生将根据患者症状体征、检查化验结果，在征得你或家属同意后，为患者制订最佳治疗方案。

以上清单请你收好，时常查看以便从容应对身边人突发的卒中状况。对卒中患者来说你的这些行为也是一种救治。

（张宇浩　刘颖）

疏通脑血管：黄金六小时，
既分高下，也决生死

　　我们之所以能够思考、说话、行动，都是由于大脑能够执行"司令部"的功能。脑血管就是大脑的"养分"通道，当供应大脑的血管出现闭塞，"养分"无法输送，大脑的功能就会下降，即缺血性脑卒中，也被称为缺血性"脑中风"。在大脑缺血缺氧的状态下，人会表现出嗜睡、答非所问、讲话不流利、眼球向一侧凝视、视力看不全东西、面部歪斜流口水、一侧身体的麻木和无力等症状。

　　在出现上述症状的时候，可能大脑已经被"断粮"一段时间，血管的阻塞使得大脑失去了功能，从这一时刻开始，这些症状就是大脑求救的信号：给我们拯救它的时间，可能只有 6 个小时。

　　救援的整体计划分为三步：探查、决定和行动。探查，即送到急诊时的检查。当患者被送入急诊室，卒中中心便会开启绿色通道，医生会根据患者的情况紧急开具检查单（包括血液化验和影像学检查），并与患者家属沟通既往疾病，初步判断脑血管堵塞的原因和疏通的难度。决定，是最难的一步，拯救大脑的过程辛苦且凶险，医生和患者共同站在一条战线和疾病面对面"决战"，是战斗还是退缩，需要患者和医生共同做决定，做决定的过程越果断、越快速，留给第三步的时间就越多，即行动时间。

此外，提前知道行动的内容和风险，对于做决定的时间是极其关键的，以下是几种"行动"方案。

（1）保守治疗，即药物治疗，不采取过多过于激进的手术和溶栓治疗，使用传统药物期待其他血管的代偿。采用保守治疗方法可能症状较难改善，并可能存在伴随终身的神经功能障碍，甚至出现生命危险。

（2）溶栓治疗，即使用药物去溶解血栓，由于药物的使用不仅使得血栓慢慢溶解，也使得其他地方的血液出现低凝和溶解状态，如果"溶栓过度"，可能使得正常的微小血管出现破裂出血，诱发脑出血并出现出血扩大，出血和血栓便出现治疗矛盾，生命随之受到威胁。

（3）取栓治疗，即使用外科手段，借助血管内介入的治疗方法，通过血管内接近血栓，并处理脑血管堵塞。这是最直接、最快速的解决堵塞的方法。可以使用导管接近血栓并使用负压进行抽吸，尝试将血栓抽取出来；也可以用取栓支架"网住"血栓，像打鱼一样将血栓拉出体外；当然，也可以同时采取两种方法的结合。如果能将血栓快速取出，脑血管即刻达到疏通，脑"供养"马上得到恢复，则意味着这一"战斗"接近胜利。但高获益一般都伴随着高风险。使用介入手术器械的血管内操作可能对血管造成损伤，一些特殊情况下会出现局部血管渗血甚至破裂；也会有一部分血栓碎裂到达血管远端引起其他部位血管的堵塞；在特殊情况下，这种血管的堵塞并不一定是血栓引起的，而是由局部贴附已久的坚固的动脉粥样硬化斑块闭塞引起，我们无法将其拖出体外，也无法解决血管的闭塞。当然，最可怕的依旧是手术操作时的出血，因为在手术过程中整个血液处于低凝和纤溶状态，一旦血管渗血或破裂，将如山洪一般，脑内大量出血，威胁患者生命。

　　在这场限时血管疏通保卫战中，医生和患者始终处在同一战线共同面对"敌人"，在 6 小时黄金时间内，探查、决定和行动，一分一秒，一招一式，既分高下，也决生死。随着医疗理念的进步和手术器械的开发推进，我们始终希望有更好的"战略战术"和更现代的"武器装备"帮助我们打赢这场战斗。

（刘佩玺　朱巍）

关于脑出血手术的那些事儿

　　小刘是个都市单身打工人，唯一的爱好就是美食，还经常和朋友们一起喝点小酒，其他时间就躺在床上刷手机，不爱运动。三十二岁的年纪，一米七的身高，二百斤的体重，虽然单位体检时发现血压高，但他也没放在心上。这天午饭后，他突然出现右侧胳膊和腿不听使唤，同时讲话有点不清楚，便请了半天假回家休息了。爸妈回到家发现他睡在床上，能叫醒但几秒钟又睡着了，床边是呕吐出来的食物，就赶紧拨打急救电话，送他到家附近的医院急诊。入院后测量血压200/140毫米汞柱，紧急降血压对症治疗，头颅CT检查发现脑出血，位于左侧基底节区，量约50毫升。

　　神经外科医生会诊建议，完善CTA后手术治疗，家属相信医生的专业意见，但还是提出了如下问题：①脑出血不是老年人得的病吗，怎么小刘年纪轻轻就得了。②出血就一定要开刀吗，能不能保守治疗啊，脑子开刀可不是小事。③开刀怎么开啊，现在不是有微创手术吗？④开了刀是不是就好了啊？

　　一般我们所说的脑出血主要指长期高血压导致颅内小动脉急性破裂引起的脑实质出血，具有高发病率、高死亡率及高病残率的特点。很多人将"脑出血"形容为老年人的"不定时炸弹"。但近年来脑出血患者年轻化趋势越发明显，经常有二三十岁的患者患病，这可能与如今的快节奏生活有关，也和不良的饮食生活习惯有关。小刘就是典型的习惯不好加上有高血压却不治疗，最终导致脑出血。

脑出血是急症，也是重症，诊断一旦明确，就需要尽快确定治疗方案。不是所有的脑出血都需要手术，但颅腔容积是一定的，血肿、水肿以及脑积水，都可能让外科手术成为唯一的选择。手术可以清除血肿、解除脑压迫、缓解严重高颅压及脑疝、挽救生命，同时尽可能降低由血肿压迫、细胞毒性物质释放导致的继发性脑损伤。手术前建议完善脑血管相关检查如 CTA，排除继发性出血，增加手术安全系数。

需要手术的情况主要有以下几种。

（1）大量血肿压迫并伴有严重高颅压，甚至脑疝发生的患者，应紧急进行血肿清除和（或）去骨瓣减压术手术，以挽救生命。

（2）对大脑血肿（＞20~30 毫升）或小脑出血（＞10 毫升）暂稳定的患者，可根据具体情况选择手术治疗方式，但在发病 6~24 小时最好进行手术。

（3）对有脑室出血已经或者可能引起脑积水的患者，采用脑室外引流术。

主要手术方式分为以下三种。

（1）开颅血肿清除术。血肿体积大、患者颅内压高或已经出现脑疝的情况，传统开颅方式可快速清除脑实质内及脑室内血肿，还可在必要时扩大手术范围行去骨瓣减压术，但创伤较大。如出血量中等，手术医生显微手术技巧高，可行小骨窗（2.5~3.0 厘米）开颅手术在显微镜下清除血肿，这也是一种微创的手术方式。

（2）内镜下血肿清除术。采用神经内镜与导航技术相结合清除血肿，是目前快速发展的一种治疗脑出血的微创手术方式。它可以提高手术的精准度，创伤较小，止血确切，有利于保护脑功能，但不适合颅内压很高或已经脑疝的患者。

（3）穿刺置管引流术。在特定导航设备的支持下采用立体定向的方式定位血肿，形成一个直径约1厘米的骨孔，置入导管到血肿中，抽吸出部分血块解压，留置导管，术后反复注入纤溶药物，将残留的凝血块溶解并吸出。适用血肿量中等或一般状况差不适合开颅手术的患者。

面对血肿，开颅手术与微创手术，各有优缺点，但总而言之，如果条件允许，建议首选微创手术。对于小刘的情况，因为血肿量大而且已经脑疝，只有选择开颅手术了。

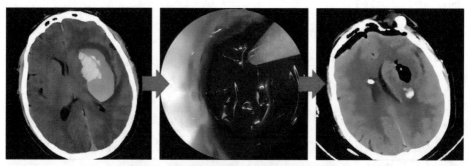

图35　内镜下微创脑出血清除术示意图

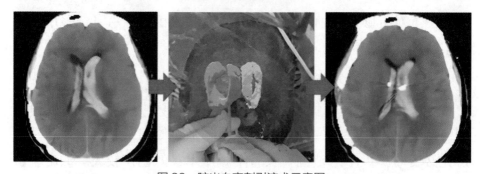

图36　脑出血穿刺引流术示意图

那么有人会想，是不是把血清掉，就是治好了，人就跟生病前一样了？答案是否定的。洪水泛滥，终会结束，可是在洪水中丧生的人却再也不会回来了。同理，脑出血的瞬间已经对脑组织造成不可逆的损伤，更不论出血后的继发损害，所以清除血肿很多时候只是为了挽救生命或者避免进一步的伤害。

脑出血手术治疗可以一定程度降低死亡率，但是无法改善功能预后。尤其对于严重的脑出血，手术只能挽救部分患者生命，但他们或将以长期重度残疾或植物状态活下去，现代医学对脑出血等神经急重症的治疗效果被大众严重高估了。对于小刘来说，等待他的是漫长的恢复期，以及更加漫长的康复期，手术只是一个开始。

脑出血的防治是一个系统工程，除了急性期手术治疗外，更应强调康复、预防和健康管理。对于大众来说，对高血压、糖尿病等慢性疾病的重视，健康生活方式的建立，远比让人惊叹的手术更重要。

（朱侗明　宋剑平）

进食费力，饮水呛咳？小心吞咽障碍

人一天要吞咽多少次？在正常情况下，成年人每进餐 10 分钟大约要吞咽 50 次，平均每天至少进行 600 次吞咽活动。从可乐入嘴开始到跑进你的胃里，只需要 3~4 秒，芝麻糊需要 5~6 秒，米饭则需要 6~8 秒。

但实际上，这个看起来毫不费力的动作，其实需要大脑司令部、感觉运动神经教导员以及众多肌肉小士兵们非常努力才能完成。在这过程中，任何一个环节掉队，都会影响正常吞咽功能，引发吞咽障碍。许多神经系统疾病都会导致吞咽障碍的发生，比如脑卒中、帕金森病、重症肌无力、多发性肌炎、痴呆等。

吞咽障碍的出现，轻者影响进食进水，剥夺干饭人的快乐，还可能引发肺部感染，重者可引起严重呛咳、窒息甚至死亡。因此，神经系统疾病患者在进食前进行吞咽功能评估十分重要。

吞咽功能评估第一步：问题筛查

本步骤需在进食第一口水和食物前进行，目的是初步确定是否存在或者可能存在吞咽障碍。目前，临床中最常用的评估量表叫作洼田饮水试验，是 1982 年日本学者洼田俊夫率先提出的。

洼田饮水试验

患者需坐下喝一口水（大概 30 毫升），医生观察吞咽所需的时间和有无呛咳情况进行分级评分。

1 级：5 秒内顺利地 1 次将水咽下，超过 5 秒为可疑。

2 级：分 2 次以上吞咽动作将水咽下，不伴呛咳。

3 级：1 次吞咽即可将水全部咽下，但伴有呛咳。

4 级：分 2 次以上吞咽动作将水全部咽下，但伴有呛咳。

5 级：吞咽过程中频繁呛咳，不能将水全部咽下。

1 级表示优秀，吞咽功能正常；2~5 级表示（可能）存在吞咽障碍，需进一步评估。

类似筛查方法还有 3 盎司饮水试验、标准吞咽功能评估、多伦多 - 床旁吞咽筛查试验等。

不确定饮水是否安全，有不用喝水的筛查工具吗？当然有。2011 年 Schrock 提出的 Metrohealth 评分是针对觉醒度、发音、流涎、言语以及自主咳嗽能力五个条目进行的，是适用于急诊患者的吞咽障碍筛查方法，可由护理人员直接进行筛查。存在一项或以上条目为肯定答案，就考虑吞咽障碍筛查阳性。

此外，简易吞咽困难筛查量表主要针对患者呼吸状态、口唇闭合、发音、咽反射及主动咳嗽能力五个维度进行快速筛查，无需饮水，用于吞咽障碍筛查灵敏度为 95.5%，特异度为 84%。

表 4　简易吞咽困难筛查量表

有无气促、喘鸣表现 无 =0，仅听诊器发现 =1，明显 =2	0	1	2
有无不自主流涎 无 =0，偶尔 =1，大量 =2	0	1	2
嘱患者发"啊"和"一"音 正常 =0，减弱或含糊 =1，不能发音 =2	0	1	2
发音时软腭抬举及咽反射 正常 =0，软腭偏斜 =1，抬举不能或咽反射消失 =2	0	1	2
嘱患者主动咳嗽 正常 =0，减弱 =1，不能 =2	0	1	2
总分（≥ 1 分为阳性）： 评估用时：			

吞咽功能评估第二步：风险评估

吞咽障碍筛查结果异常后 24 小时内应进一步行临床吞咽评估和（或）仪器评估。

所有的床旁进食评估在排除禁忌后都建议进行容积 - 黏度测试（Volume-Viscosity Swallow Test，V-VST），专业医护人员通过分别给予患者糖浆状、液体、布丁状等不同黏度，5 毫升、10 毫升、20 毫升等不同容积的食物，来评估吞咽的有效性（吃得好不好）及安全性（能不能吃），以明确最适合患者的食物黏度（能吃什么样的）及一口吞咽量（一口最多能吃多少）。

吞咽功能评估第三步：仪器评估

需要注意的是，目前明确吞咽障碍仍主要依靠仪器评估。吞咽障碍诊断的金标准为吞咽造影检查（Videofluoroscopic Swallowing Study，VFSS）与纤维内视镜吞咽功能检查（Flexible Endoscopic Examination of Swallowing，FEES）。前者是在 X 线透视下对吞咽全过程进行的特殊造影。后者是采用纤维光学鼻咽镜进行口咽部解剖生理学评估和进食评估。

二者各有所长，视临床需求可选择性应用，受到一定时间、空间、技术及专业人员限制。

存在吞咽障碍，如何改善？

（1）食物黏度、一口量大小、进食环境。做好进食准备，选择安静、舒适的环境。根据 V-VST 评估结果，选择患者易接受的食物黏度和一口量大小，开始喂食时用薄而小的勺子，进食量由少逐渐增多。

（2）改变进食体位。仰卧位时使患者躯干上抬 30°，头颈前屈，偏瘫侧肩部垫高。坐位时调整患者躯干前倾20°，颈部稍向前屈曲，进食时身体向健侧倾斜45°，使健侧咽部扩大便于食物进入。此外，颈部向偏瘫侧转90°，可使健侧咽部扩大并减少梨状隐窝残留食物。

（3）吞咽代偿姿势。吞咽时可将头转向咽肌麻痹一侧，使食物绕过喉前侧，即侧方吞咽；颈部后屈会厌谷会变得狭小，残留食物可被挤出，继之颈部尽量前屈，形似点头，同时做空吞咽动作，便可去除残留食物。

（4）存在吞咽障碍患者，如意识清楚，生命体征平稳，无重度心肺并发症，能听从吞咽训练的指示，可以进行吞咽康复训练，常用的间接训练方法有以下几种。

①口唇闭锁练习：患者面对镜子独立进行紧闭口唇练习，以改善食物或水从口中漏出。其他练习包括嘴角上翘练习（微笑状）、抗阻鼓腮等。

②下颌运动训练：做尽量张口动作后松弛，下颌向两侧运动练习，以促进咀嚼功能。对张口困难患者，可对痉挛肌肉进行冷刺激或轻柔按摩，使咬肌放松；为强化咬肌肌力，可让患者做以臼齿咬紧压舌板练习。

③舌的运动训练：让患者向前及两侧尽力伸舌，伸舌不充分时可用纱布裹住舌尖轻轻牵拉，然后让患者用力缩舌，促进舌的前后运动。通过舌尖舔吮口唇周围，练习舌的灵活性；用压舌板抵抗舌根部，练习舌根抬高等。

④冷刺激训练：将冰冻棉棒蘸少许水，轻轻刺激软腭、腭弓、舌根及咽后壁，然后嘱患者做吞咽动作。

⑤构音训练：吞咽困难患者常伴有构音障碍，通过构音训练可以改善吞咽相关器官的功能。

⑥声带内收训练：通过声带内收训练，改善声带闭锁功能，有

助于预防食物进入气管。

⑦咳嗽训练：吞咽困难患者常伴有咳嗽无力。强化咳嗽有利于排出吸入或误咽的食物，促进喉部闭锁。

（丁晶　吴晓灵）

No. 1656801

处方笺

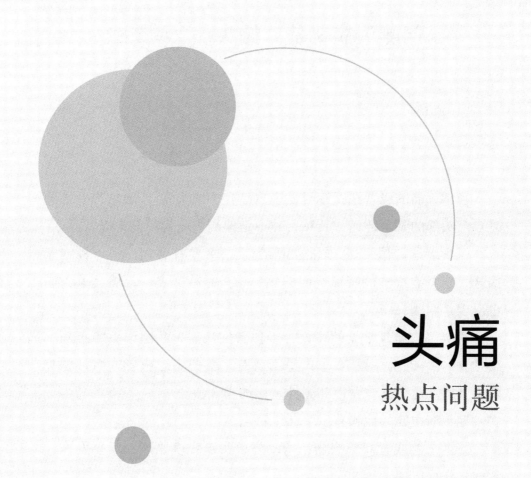

头痛
热点问题

医师：＿＿＿＿＿＿＿＿＿＿

临床名医的心血之作……

认识头痛

偏侧头痛就是"偏头痛"吗?

经常头痛的患者在就诊时,说自己有"偏头痛",通常患者指的是自己头部的某一侧痛。其实,并不是偏侧头痛就叫偏头痛。

医学上的"偏头痛"(migraine)是一个专有名词,是一种临床疾病,它具有许多的特征,而偏侧头痛只是特征之一,而且偏头痛也可以是双侧头痛。

其实偏头痛是常见的慢性神经血管性疾病,我国偏头痛患病率高达 9.3%,也就是说 10 个人里面就有 1 个偏头痛患者。而且偏头痛患者以女性多见,女性和男性之比约为 3∶1。

偏头痛主要的症状有以下 4 个特点。

(1)一侧或者双侧头痛,搏动样,头痛程度剧烈,反复发作,每次发作可以持续 4~72 小时。

(2)常伴恶心,严重的还会呕吐。

(3)怕光,怕噪声,需要在安静黑暗的地方休息。

(4)很多人在头痛发作前会有先兆,最常见的是视觉先兆,眼前会有闪光、暗点等。典型的先兆可出现在头痛之前,也可出现在头痛的过程中,或持续到头痛结束后,甚至有些先兆可单独出现而不伴有头痛。此外还有感觉先兆、言语先兆、运动先兆等。

得了偏头痛需要及时就医吗，还是吃点止痛片就行了？有偏头痛的患者需要及时就诊，及早治疗。偏头痛有很多治疗方法，包括药物治疗和非药物的预防。药物治疗既有急性期的治疗，也有预防期的用药，需要根据每位患者的具体情况制订治疗方案。

此外，偏头痛还有许多诱发因素，包括饮酒，睡眠不好，天气变化，激素改变，压力大，某些食物如巧克力、奶酪、味精等。在女性偏头痛患者中，有 1/3~1/2 的头痛发作与月经周期密切相关，这就需要患者把每次发作前的情况记录下来，对以后的治疗会非常有帮助。

（张昱雯）

多个"心眼"，还会导致偏头痛？

　　偏头痛是常见的慢性神经血管性疾病，超过50%的患者因经常性偏头痛发作而影响工作或学习。卵圆孔是胎儿发育期心脏里连接左右心房之间的生理性通道，一般在2岁以内闭合，3岁后仍未融合者则称之为卵圆孔未闭（PFO），在成年人中的发生率为15%~35%。

　　那么这看似风马牛不相及的两者之间有什么关联呢？研究发现，卵圆孔未闭是偏头痛的危险因素，尤其是在有先兆的偏头痛患者中，PFO的发生率为40%~60%，显著高于健康对照组。我国的研究报告也发现，偏头痛患者卵圆孔未闭的发生率是健康对照组的3倍。

　　目前PFO的诊断有几种检查方法：①经胸腔超声心动图是最常用的PFO检查方法，其操作方便，但灵敏度较低，容易漏诊。②经食管超声心动图被认为是PFO诊断的金标准技术，但是操作难度较高，会给患者带来不适。③TCD发泡试验简单易操作，敏感性高，是筛查PFO的常用手段，但只能提示存在分流，无法确定分流来自心脏还是肺。

　　那卵圆孔未闭为什么会诱发偏头痛呢？其发病机制尚未阐明，

主要有以下三种假说。

（1）卵圆孔未闭相关右向左分流引起短暂性低氧血症导致偏头痛发作。

（2）血管活性物质穿过未闭合的卵圆孔，避开肺的代谢直接进入动脉系统，诱发偏头痛。

（3）矛盾微栓塞引起偏头痛。

既然卵圆孔未闭是偏头痛的危险因素，那么进行卵圆孔未闭封堵术能够治疗偏头痛吗？尽管大多数临床研究证实卵圆孔未闭封堵术可使偏头痛患者获益，尤其是先兆型偏头痛，但现有的随机对照临床试验数据并未证实该结论，这可能与病例的选择和分组有关。今后还需要更多更严谨的实验，以期获得更多PFO封堵治疗的确切数据，以便能够更加精准地识别获益人群。

（张昱雯）

紧张型头痛是因为紧张引起的吗？

时常有患者在就诊时诉说自己经常头顶部胀痛，像头上箍了个帽子，没有恶心、呕吐症状。这大概率是由于紧张型头痛导致。

所以紧张型头痛是因为紧张引起的吗？

其实紧张型头痛是原发性头痛最常见的类型，不同研究显示它在普通人群中的终身患病率达30%~78%。主要表现为慢性头部紧束样或压迫性疼痛，通常为双侧头痛。虽然过去认为此类头痛是原发性心因性疾病，但是已有多个研究证实，至少紧张型头痛的严重亚型是存在神经生物学基础的。所以，紧张型头痛可不一定是因为"紧张"引起的。

紧张型头痛的发病机制不明。周围性疼痛机制在偶发性紧张型头痛和频发性紧张型头痛中占主要地位，而中枢性疼痛机制在慢性紧张型头痛中占主要地位。手法触诊产生的颅周压痛增加为紧张型头痛最有特征性意义的异常表现。

那么紧张型头痛如何诊断呢？

各型紧张型头痛的诊断标准如下表所示。

表5　各型紧张型头痛的诊断标准

项目	偶发性紧张型头痛	频发性紧张型头痛	慢性紧张型头痛
频率	A. 每月发作 < 1 天，每年至少发作 10 次以上（每年 < 12 天）	A. 每月发作 ≥ 1 天，但 < 15 天，每年至少发作 10 次以上（每年 ≥ 12 天，但 < 180 天），持续至少 3 个月以上	A. 每月发作 ≥ 15 天（每年 ≥ 180 天），持续 3 个月以上
持续时间	B. 30 分钟至 7 天	B. 30 分钟至 7 天	B. 数小时或呈持续性不缓解
头痛性质	C. 至少符合下列特点中的 2 条：①双侧头痛。②性质为压迫性或紧箍样（非波动性）。③轻至中度头痛。④日常活动，如行走或爬楼梯不加重头痛		
其他	D. 符合下列 2 条：①无恶心呕吐，但可以有厌食。②畏光或畏声（两项中不超过 1 项） E. 不能归因于其他疾病		

得了紧张型头痛怎么办？

紧张型头痛的发病机制尚不十分清楚，可能与多种因素有关，包括心理因素、中枢痛觉超敏、颅周肌肉收缩和肌筋膜炎、神经递质因素等。因此对紧张型头痛患者，可以进行适当的心理疏导，鼓励患者建立良好的生活习惯。尽可能采用非药物治疗，如松弛治疗、物理治疗、生物反馈及针灸治疗等。药物治疗包括非甾体消炎药、抗抑郁药、肌肉松弛剂、部分抗癫痫药物，以及肉毒素注射等。

（张昱雯）

"天下第一痛"——三叉神经痛

三叉神经痛是一种常见的颅脑神经疾病，多见于冬春季节，多发于40岁以上人群，以反复、单侧、短暂性、电击样疼痛为特点，说话、洗脸、刷牙或微风拂面，甚至走路时都会导致阵发性的剧烈疼痛。疼痛突发突止，局限于三叉神经一个或多个分支分布范围内，以上颌支和下颌支多见，经常被人误认为是牙痛。

三叉神经痛是临床很常见的疾病，在我国发生率大约为万分之五。由于三叉神经痛疼痛过于剧烈，患者极为痛苦，因此被称之为"天下第一痛"，严重影响患者生活质量、工作以及社会交往能力。

三叉神经痛有哪些表现？

三叉神经痛的发作特点包括以下几方面。

（1）短暂爆发性：常描述为"痛不欲生"。

（2）局限性：多为一侧性。

（3）扳机点：患者口角、鼻翼、颊部或舌部为敏感区，轻触可诱发疼痛发作，称为"扳机点"。

（4）周期性：疼痛历时数秒或数分钟，呈周期性发作，发作间歇期同正常人一样。

为什么会三叉神经痛?

根据病因和发病机制可以分为原发性三叉神经痛和继发性三叉神经痛。原发性三叉神经痛的病因和发病机制尚不清楚,多数认为病变位于三叉神经半月节及其感觉神经根内,也可能与血管压迫、岩骨部位骨质畸形等对神经的机械性压迫、牵拉和营养代谢障碍等有关。继发性三叉神经痛主要由脑桥小脑角(CPA)及其邻近部位肿瘤、炎性反应、外伤和三叉神经分支病变所致。

三叉神经痛怎么治?

三叉神经痛的治疗包括药物治疗和手术治疗。药物治疗首选卡马西平,其次是奥卡西平,其他辅助治疗药物还包括加巴喷丁、拉莫三嗪、匹莫齐特等。药物治疗可能部分缓解疼痛或出现完全缓解与复发交替,因此,鼓励患者根据发作频率调整药物剂量。如果药物治疗失败,可考虑外科治疗,主要包括经皮三叉神经半月节射频热凝术、Meckel囊球囊压迫术、立体定向伽马刀放射治疗和微血管减压术。

得了三叉神经痛要注意些什么?

三叉神经痛患者常常以牙痛就诊于口腔科,该类疾病有一定的隐蔽性,还是需要前往正规医院的专业科室进行诊治。三叉神经痛的患者饮食建议选择质软、易嚼食物,不建议吃辛辣刺激、过酸、过甜、油炸和寒性食物等,平时应多吃些新鲜水果、蔬菜及豆制食品。此外,在日常生活中,吃饭、漱口、刷牙、洗脸、说话等动作宜轻柔,尽量避免触碰"扳机点",同时注意面部的保暖,避免受凉,不用过热或过冷的水洗脸刷牙,平时保持情绪稳定,避免疲劳。

(张昱雯)

老年人近期突发头痛，要当心"颞动脉炎"

74岁的王老伯，头痛1个月了，双侧太阳穴的位置持续胀痛，最近还摸到太阳穴附近的血管凸起。到医院做了头颅 MRI，没有发现特别的异常，每天只能靠吃止痛片过日子。通过验血，医生发现王老伯的血沉（ESR）和 C-反应蛋白（CRP）明显升高，彩超检查发现颞动脉管壁增厚，很快得出诊断结论，那就是"颞动脉炎"，口服糖皮质激素后，王老伯的头痛很快得到缓解。

那什么是"颞动脉炎"呢？颞动脉炎又称巨细胞动脉炎（GCA），发病年龄通常大于50岁，女性发病率高于男性。主要累及中动脉和大动脉，典型表现为颞部疼痛、间歇性下颌运动障碍及视觉障碍。GCA 多合并风湿性多肌痛，主要为近段肌群及颈部疼痛和僵硬感，伴有全身症状。

GCA 的特征是慢性肉芽肿性动脉炎症，可导致血管狭窄或动脉瘤形成。头痛呈刀割样或烧灼样或持续性胀痛，50%的患者有头皮触压痛或可触及的痛性结节，头皮结节通常沿颞动脉走向分布，可以看到颞动脉屈曲、怒张、搏动增强，或者也可因血管闭塞致搏动消失。颞动脉炎除了影响颞动脉外，还可以累及多个颅脑动脉，导致这些动脉出现炎症、供血不足的症状；影响到眼动脉、视网膜动脉时，可出现视力障碍甚至失明。

2022 年 2 月，意大利风湿病学（SIR）会发布了《2022 SIR 临床实践指南：大血管血管炎的管理》，为疑似或确诊 GCA 患者的诊疗管理给出了最新的建议。

表 6　2022 年 ACR/EULAR 巨细胞动脉炎（GCA）分类标准

必要条件：年龄 ≥ 50 岁	
临床标准	分值
肩部 / 颈部晨僵	2
突然失明	3
下颌或舌头活动不利	2
新发颞部头痛	2
头皮触痛	2
颞动脉检查异常	2
实验室、影像学和活检标准	分值
最大 ESR ≥ 50 毫米 / 小时或最大 CRP ≥ 10 毫克 / 升	2
颞动脉活检阳性或颞动脉超声上的晕征	5
双侧腋窝受累	2
FDG-PET 显示主动脉弥漫性活动	2
确诊标准：需确诊为大血管炎，且排除其他疾病后，年龄 ≥ 50 岁、上述 10 条项目，得分 ≥ 6 分可确诊 GCA	

由于部分颞动脉炎患者的临床症状并不典型，容易造成漏诊误诊，导致延误治疗。而一旦出现失明等严重并发症，往往难以恢复，给患者日常生活带来极大影响。因此对于老年患者近期出现的新发头痛，要及时就诊，避免延误病情。

（张昱雯）

日常注意

小日记，大学问
——防治偏头痛，从"头痛日记"开始

对于偏头痛患者而言，头痛的预防很重要。偏头痛治疗是一个长期的过程，因此疾病的管理、预防头痛发作非常重要。调整生活方式、避免诱发因素可以减少偏头痛的发作频率。

引起偏头痛的诱因很多，比如有些女性患者偏头痛往往发生在排卵期或者月经来潮之前。此外某些食品或食品添加剂、酒精、吸烟、咖啡因、空腹、压力、光线、声音、气味等感官刺激和睡眠习惯变化（包括时差）、强体力活动、天气或气压等环境变化以及药物等因素，都有可能引起偏头痛。

"头痛日记"是国际流行的头痛诊断工具和头痛患者自我管理工具，患者可以记录每天的头痛程度、发作时间及持续时间，头痛发作的部位、性质、伴随症状和用药情况等。通过记录头痛日记，可以帮助患者寻找诱因，并可加以避免，以达到减少发作的目的。

头痛日记的内容应包括以下几方面

（1）每次头痛发作的时间。

（2）持续的时间。

（3）头痛的部位。

（4）是什么性质的痛（搏动性头痛、针刺样头痛、弥漫性头痛、炸裂样头痛、胀感、压迫感、麻木感等）。

（5）头痛前是否有先兆症状（如视觉暗点、亮点、水波纹样或锯齿样暗纹、肢体麻木、失语等）。

（6）头痛时是否伴发其他症状，如恶心、呕吐、畏光、畏声。

（7）头痛程度。

（8）头痛诱因（情绪、压力、睡眠、环境、食品、饮料、药物、月经、生活方式等）。

（9）日常活动是否会加重头痛。

（10）急性发作时的服药情况。

（张昱雯）

头痛也能吃出来？

进入冬季，气温骤降，天寒地冻，就想着大口喝酒大块吃肉，可是有很多食物会诱发偏头痛发作，快来看看具体有哪些吧。

诱发偏头痛发作的食物种类繁多，最常见的食物包括以下几个方面。

（1）酒类：尤其是红酒，这可能与红酒中含量较高的酚类黄酮相关。

（2）巧克力：巧克力中含有苯乙胺，通过引起血清素释放，导致血管收缩，诱发头痛。

（3）酪胺：常见于发酵的食物中，包括奶酪、干酪、熏鱼、熏肉等。酪胺会促进交感神经释放去甲肾上腺素，诱发头痛。

（4）含亚硝酸盐的食物：亚硝酸盐作为一种防腐剂被广泛用于食品的制作，最常见于一些方便食品中，如方便面、热狗、红肠、卤肉、腌肉等。其诱发头痛的机制是由于一氧化氮的释放，以及引起血管扩张所致。

（5）味精：味精含谷氨酸钠，在人体内分解为谷氨酸，可作用于谷氨酸受体收缩血管，诱发头痛。

（6）柑橘类水果：含酪胺，包括橘、柑、橙、柚、柠檬等。

（7）咖啡因：咖啡因在头痛方面作用比较矛盾，低频使用咖啡因有镇痛作用，但是经常摄入大剂量咖啡因则会造成头部血管强烈收缩，诱发头痛。

偏头痛虽无法根治，但可以有效控制，饮食控制可有效减少偏头痛的发作频率，希望广大患者能够积极寻找诱发因素，在日常生活中注意避免，减少偏头痛的发作。

（张昱雯）

不容忽视的头痛危险信号

头痛是极为常见的临床症状，主要指眉弓、耳廓上部、枕外隆突连线以上部位的疼痛。大部分人在一生中都有过头痛的经历。超过 95% 的头痛属于原发性头痛，包括偏头痛、紧张型头痛、丛集性头痛等；5% 左右的头痛是由严重的器质性疾病造成，如脑出血、蛛网膜下腔出血、脑炎等，一旦延误诊治，后果非同小可。那么哪些头痛的危险信号是不容忽视的呢？

（1）迅速起病，快速达到峰值的严重剧烈头痛：对于突然出现的严重剧烈的头痛，一定要高度重视，及时就医，完善必要的影像学检查如头颅 CT 等，以排查蛛网膜下腔出血、脑出血的可能性。

（2）新出现的以前从来没有过的头痛类型：对于有长期头痛史的患者，如果近期出现了和以往不一样的头痛类型，同样需要引起警惕。

（3）同时合并发热、感染的头痛：头痛的同时还合并发热，要考虑中枢神经系统感染如脑炎、脑膜炎、脑脓肿等的可能；也可能是全身性疾病所致，不容忽视。

（4）头痛合并意识改变：头痛的同时还出现意识改变的患者，必须立即就医，完善神经影像学检查，排查有无脑血管疾病、脑外伤、脑肿瘤等。

（5）咳嗽或用力时头痛加重：咳嗽、打喷嚏、摇头、俯身等动作可引起颅内压增高，会导致某些颅内高压性头痛、颅内感染性头痛及脑肿瘤性头痛加剧。

（6）年龄大于50岁的患者出现头痛：对于老年患者，由于继发性病因引起头痛的风险较高，包括颅内出血、隐匿的颅内创伤、巨细胞性动脉炎、恶性肿瘤等，对50岁以上出现新发类型头痛的患者需要引起警惕。

（7）正在服用自身免疫抑制剂的患者：长期服用免疫抑制剂的患者发生头痛时，应当高度重视，排查有无颅内感染，如脑炎等的可能。

（8）合并神经功能缺损的头痛：如在急性头痛的同时出现局灶性的神经功能缺损，如一侧肢体无力、麻木、言语模糊等，要高度怀疑急性脑血管病如脑梗死、脑出血等可能，千万不要延误就诊。

（9）孕妇出现头痛：妊娠期间由于高凝状态及垂体体积增大，如孕妇出现持续或严重的头痛，要考虑脑静脉血栓形成、垂体卒中等可能。

（10）近期有头部外伤史：对于近期有过头部外伤的患者，即使已经在外伤的当时做过头颅CT检查，出现头痛以后还需要引起高度警惕，排查有无亚急性或慢性硬膜下血肿的可能性。

（张昱雯）

头痛治疗

偏头痛急性发作，止痛药怎么用？

偏头痛急性发作，虽不致命，但会对患者的工作和生活造成严重的影响，很多患者或是担心药物的效果，或是担心药物的不良反应，不敢吃药，只能自己硬扛。其实，吃药是有很多技巧的，药物的成分、剂型、服药时间都很重要。如果吃得不对，不仅达不到好的止痛效果，还可能出现药物滥用的问题。

那么究竟该如何合理使用止痛药呢？

非甾体类镇痛药

首先，偏头痛急性发作时，要选择能够快速、持续镇痛的药物，减少头痛再发生，恢复正常的生活状态。非处方药（OTC）是可以直接在药店买到的，常见的非甾体类镇痛药（NSAIDs）包括对乙酰氨基酚、布洛芬、萘普生、双氯芬酸、阿司匹林等。此外，还有一些复方制剂，如阿司匹林、对乙酰氨基酚及咖啡因的复方制剂。

曲普坦类

如果这些药物效果都不好，那就需要使用偏头痛的"特效药"——曲普坦类药物了，包括舒马曲普坦、佐米曲普坦和利扎曲坦等，要注意的是，这类药物属于处方药，需要医生处方才能拿到。

注意事项

在偏头痛发作时，可以采取阶梯疗法，首先使用非特异性的 OTC 止痛药，如果疗效不好，再使用曲普坦类特异性药物。

除了止痛药的成分，剂型的选择也很重要。偏头痛急性发作时，需要快速止痛，因此不建议选择缓释片，可以直接选择分散片或颗粒等。

此外，服药的时间也很有讲究。出于对止痛药的担心，很多患者常常忍到实在受不了才吃药，其实大可不必。药物应在头痛的早期足量使用，延迟使用不但疗效下降，还会增加头痛复发和不良反应的病例。当然，止痛药也不能过度使用，为预防药物过量性头痛，单纯 NSAIDs 制剂的使用在 1 个月内不能超过 15 天，曲普坦类、NSAIDs 复合制剂则不超过 10 天。

总之，规范合理使用止痛药，能帮助患者安全止痛，降低疼痛的煎熬和对生活工作心态的影响。

（张昱雯）

除了硬扛，头痛还有很多治疗方法

医生，我经常偏头痛，从来不吃药，都是硬扛的！

那头痛的时候怎么办呢？

睡一晚上，休息休息就好了。从来不知道还有药吃，现在扛不过去，来看病了……

其实偏头痛有很多治疗方法，其中药物治疗包括急性期药物治疗和预防性药物治疗。

急性期药物治疗

急性期药物治疗的目的是快速、持续镇痛，以恢复患者的正常生活。主要的药物包括以下两方面。

（1）非处方药。如对乙酰氨基酚、布洛芬、萘普生、双氯芬酸等。此外还可以服用止吐药等治疗伴随症状。

（2）处方药。有曲坦类药物、麦角胺类药物、降钙素基因相关肽受体拮抗剂等。

药物应在头痛的早期足量使用，越早用药效果越好，延迟使用会导致疗效明显下降。经常有患者总是要熬到实在受不了再吃药，这个时候药效就不明显了。

当然，急性期频繁用药也会导致药物过量性头痛，使头痛更加顽固，这就需要加用预防性治疗。

预防性药物治疗

预防性治疗的目的则是降低发作频率，减轻发作程度。

常见的治疗药物包括钙通道阻滞剂氟桂利嗪，抗癫痫药物托吡酯、丙戊酸钠，β受体拮抗剂普萘洛尔、美托洛尔，抗抑郁药阿米替林、文拉法辛等。

哪些患者需要进行预防性药物治疗？

如果每月发作频率 2 次以上，或是患者感到生活质量严重受损，就可以采取预防性药物治疗。

特别提醒：如果头痛症状特别剧烈，或和以前头痛程度不一样时，要及时就诊！

（张昱雯）

No. 1656801

处方笺

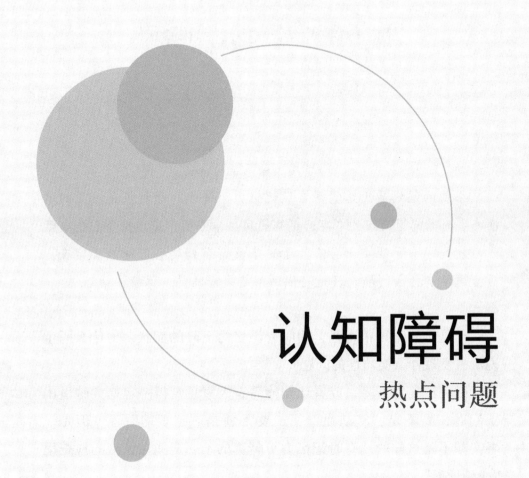

认知障碍
热点问题

医师：＿＿＿＿＿＿＿＿＿＿＿

临床名医的心血之作……

认识认知障碍

"抓不住证据"的认知障碍

小美的妈妈最近总觉得自己记忆力下降了，遇到很久没见的老朋友一时间忘记人家的名字；走到厨房去拿东西，中途接了一个电话以后就忘了自己要去干什么。于是小美带着妈妈去医院做了检查，医生说没有什么问题，只是交代回家要好好睡觉，保持心情愉悦。

于是小美觉得很奇怪，明明有记忆力下降的症状，为什么医生说没有发现什么实质性的问题？

说到记忆力下降，或者认知障碍，大家总觉得一定是大脑里出了问题，要不是"脑缺血"了，要不就是"脑萎缩"了。但是，事实却不是这样的。有时记忆力下降真的不一定能在大脑的检查里"找到证据"。

主观认知下降

主观认知下降（Subjective cognitive decline，SCD），顾名思义，就是患者主观认为自己出现了认知功能障碍，但在客观神经心理检查中没有认知下降的依据。

随着全世界老龄化进展以及公众对自身脑功能健康的重视，

越来越多 SCD 患者来到医疗机构寻求帮助。流行病学调查显示，约 70% 的 SCD 患者会在 15 年左右进展至轻度认知功能障碍（Mild Cognitive Impairment，MCI）甚至痴呆。

SCD 是一种异质性病变，它的病因多样，如神经退行性病变、脑血管病、精神心理因素、药物相关性等。这其中只有一部分人会继续进展为痴呆，大多数人不会进展，甚至可自行好转。

有许多因素可以让人们出现主观认知下降，比如情绪障碍——抑郁、焦虑、长期失眠等，某些人格特质也会更容易表现出主观认知下降，比如高神经质人格。当然，也有一些器质性疾病的超早期也可以表现为 SCD，如阿尔茨海默病、额颞叶痴呆等。

功能性认知障碍

英国学者最近描述了一种被广泛认可却又对其知之甚少的认知障碍，叫作功能性认知障碍（Functional Cognitive Disorder，FCD），指的是患者存在的认知障碍是由功能性变化（Functional Alteration）引起，而非神经退行性疾病或其他器质性病变所致。其定义为主诉持续存在的认知困难，符合"内源性矛盾（internal inconsistency）"，且不能以其他器质性疾病解释。

内源性矛盾指的是某些时候患者执行任务的能力完好，但在另一些情况下，特别是任务需集中注意力时，完成能力明显受损。

FCD 可以存在于认知障碍的任何阶段。在英国，约有三分之一的 FCD 被误诊为痴呆。当患者来到诊室，他们往往会被冠以一个描述性诊断（如 SCD 或轻度认知障碍），并被视为神经退行性疾病的早期。

但正如我们已经得知，一部分 SCD 不会进展为痴呆。FCD 可以表现出类似 SCD、MCI 或痴呆的特征，但它们最终并不会继续进展。

（贺旻）

关于阿尔茨海默病，你需要知道这些

有一种疾病，很像狡猾的间谍。起初它只是安静地埋伏，并不使人产生警觉，如此持续数年，等被察觉到时，为时已晚。人、事、物逐渐失序褪色，与世界的联系变得微弱，直至陷入绝对的孤独，这种疾病就是阿尔茨海默病。

从 1994 年开始，每年的 9 月 21 日都被确定为国际阿尔茨海默病日，旨在希望得到全世界、全社会人们的关注。

时至今日，我们对此疾病的治疗手段仍然非常有限，且它的发病率正在逐年提升（在我国尤其如此），因此，本文总结了几点关于阿尔茨海默病的小知识。

阿尔茨海默病不同于正常衰老，它是神经系统的退行性疾病

在人的衰老过程中，会出现记忆力减退的情况，但这种衰老并不会影响到生活能力，更不可能出现其他的症状。

而阿尔茨海默病则不同，它是一种退行性疾病，这样说也许很难理解，通俗来讲，当疾病发生时，大脑的神经细胞会因为"老年斑"毒害（β淀粉样蛋白沉积）、通信线路损坏（过度磷酸化 Tau 蛋白产生、神经微管损坏）、各种炎症反应等原因逐渐衰亡而失去

功能。

阿尔茨海默病在老年人中发病率很高

世界卫生组织（WHO）估计全球 65 岁以上老年人群中阿尔茨海默病患病率为 4%~7%，在 85 岁以上的老年人群中，阿尔茨海默病的患病率更是接近三分之一。

在我国，据推测 60 岁以上人群中有 1500 万痴呆患者，其中阿尔茨海默病患者约 980 万。从发病率特点来看，女性高于男性，农村高于城市，西部高于北部及南部。

除了记忆减退，阿尔茨海默病还伴随别的症状

阿尔茨海默病的首要症状当然是记忆力减退，但还会伴随其他的改变，比如情绪和人格改变，如容易消极、焦虑，脾气暴躁，自私多疑等。

随着病情的逐渐进展，还会出现以下症状：①精神行为异常，比如原本节俭的人变得花钱大手大脚，而原来性格外向的人变得沉默寡言。②幻觉与妄想，比如由于记忆力减退致使找不到东西，于是出现"偷窃"妄想，常常觉得家人偷了自己的钱财。③生活能力受损，不能使用原先熟悉的工具，也不认识原本熟悉的路，会出现迷路走丢的情况。

到了阿尔茨海默病晚期，患者的生活完全需要家人的陪护，与世界的联系也会逐渐消失。

阿尔茨海默病不会传染，但可能遗传

阿尔茨海默病是不会传染的，但它存在遗传基础，比如载脂蛋白 APOE ε 4 等位基因是最早发现的，也是与晚发性阿尔茨海默病最相关的遗传危险因素。时至今日，科学家已经发现了超过 50 个与阿

尔茨海默病相关的基因位点，表明阿尔茨海默病受多方面因素的影响。

通过预防可以延缓阿尔茨海默病的进展

一个不幸的事实是目前我们对阿尔茨海默病的治疗手段非常有限，药物研发也面临困难重重，因此，更多的目光被投入预防上。增加教育年限来提升认知储备，养成积极健康的生活方式，包括规律运动、多食蔬菜水果、锻炼脑功能，如学习手工制品、练习算术题等，都可以延缓阿尔茨海默病的发生。

（贺旻）

认知功能减退？赶紧过来查一查

有些人上了年纪后开始出现记忆力减退，记不住刚刚发生的事情。以前很聪明的人，变得没那么灵活了，甚至不能胜任日常的工作和家务。家人觉得患者不光脑子变笨、脾气变暴躁，讲话也没以前流利了。而患者发觉自己反应迟钝、动作笨拙、走路摇摇晃晃，怀疑是阿尔茨海默病，但又怕是自己多虑了。

如何判断这些认知被"蚕食"的背后是疾病作怪还是我们草木皆兵？患者出现了明显反应迟钝之后，"阿尔茨海默病"就如同一把悬顶之剑，常常让患者和家属精神紧绷。是否可以通过一些检查来解除或部分解除这种恼人的危机感？下面就跟大家聊一下认知功能减退。

认知功能减退的原因有哪些？

人类认知的形成依托大脑司令部、下属机关单位（如丘脑、杏仁核等）以及两者之间的联络纤维。

各种神经科或其他内科疾病只要累及上述脑结构，均能引起认知功能减退。前者比如：脑血管病（例如脑小血管病）、脑炎（例如自身免疫性脑炎、神经梅毒）、神经退行性变（例如阿尔茨海默病）、颅脑外伤、肿瘤、中毒（例如慢性酒精中毒）。其他内科疾病累及神经的，比如甲状腺功能减退患者会有反应迟钝的表现。部分精神疾患（比如抑郁症）也会引起认知功能减退。

患者就诊后，医生会通过仔细询问病史、体格检查及相应的辅助检查来完成病因诊断。

认知功能减退程度的评估

患者及家属对认知功能减退的认识是主观的，有时不能反映真实情况。除了大家最熟悉的记忆力减退，认知功能受损通常是多维度的，包括执行功能、视空间能力减退和言语功能受损等。因此，须由专业的医生利用神经心理量表对认知功能减退程度进行客观评估。

人们普遍非常重视影像学检查，医生在门诊最常听到的诉求是："觉着记忆力减退，想拍个片子，排除阿尔茨海默病。"事实上，神经心理评估是对认知功能减退患者首先需要进行的，也是最重要的检查。

常见针对知功能减退的辅助检查

1. 血液学检查

前面提到了认知功能减退的常见原因。我们知道，认知功能减退可能是患者的唯一症状，也有可能是某种内科疾病各种表现的冰山一角，而血液学检查可以快速排查一些内科可治性疾病。

举个例子，通过抽血化验甲状腺激素及相关抗体水平可以轻松筛查出甲状腺功能减退的患者，在补充甲状腺激素后，患者的认知功能可以迅速得到恢复。

还有一项经常不被患者理解的血液学检查是梅毒螺旋体和人类免疫缺陷病毒抗体的检测。一项纳入 116 例梅毒性痴呆患者的研究显示，36% 的患者因为初始评估时没有筛查神经梅毒，使正确诊断时间延迟了 1~24 个月。所以为了减少误诊，简单的梅毒血清学、艾滋病相关检测还是非常有必要的。

2. 影像学检查

医生通常根据患者的头颅磁共振检查来排除颅脑结构性病变。举个例子：老王的子女发觉他近 5 年来记忆力逐渐减退，医生在他的头颅磁共振上发现了多发脑白质高信号及微出血，老王最终被诊断为"脑血管淀粉样变性"（一种老年患者常见的脑小血管病）。而在阿尔茨海默病患者头颅磁共振检查中可以观察到特定区域脑组织的萎缩，因此这些影像学检查能够给医生提供非常重要的证据。

3. 其他检查

随着医学技术的进步，对临床上高度怀疑阿尔茨海默病的患者，有多种检查手段，包括：正电子发射计算机体层显像技术（positron emission tomography，PET）、有创的腰穿脑脊液生物学标志物检测、基因检测等。

综上所述，由于部分认知功能减退是可逆的，出现症状后需要至专科医院进行综合评估。随着医学科学的发展，人们已经有更多的检查手段来区别阿尔茨海默病和其他原因所致的认知功能减退。

（葛安岩）

什么是"脑雾"？

你有没有这样的经历：以前觉得简单的事，现在做起来笨手笨脚；工作时、开会时总是注意力不能集中；回到家想学习一下充充电，拿起书却很难看得进去；脑子蒙蒙的，反应比以前慢了。

遇到这件事的人们开始怀疑，我变笨了吗？上网一搜，原来好多人都有这样的感觉，这种感觉还有个名字，叫作"脑雾"。

"脑雾"是什么？

其实"脑雾"（brain fog）不是一个科学专业名词，这个名字由来已久，最早是由德国医生格奥尔格·格雷纳（Georg Greiner）于19世纪初首次提出，用来形容一种带有谵妄表现的认知缺陷。

20世纪90年代，它再次流行起来，用来描述患有慢性疲劳综合征和一些自身免疫疾病的状态。如今，有几十种疾病与"脑雾"有关，比如更年期综合征、注意力缺陷多动障碍（ADHD）、焦虑和抑郁等。

"脑雾"这个词语可以说非常形象，它形容了一种云山雾罩的感觉，这种感觉包括注意力不集中、健忘、反应变慢、精神疲倦等。

不过，好消息是，科学家研究发现，"脑雾"并不是如痴呆一样会出现不可逆的大脑结构损害，急性病因导致的"脑雾"大多数在3个月左右可以好转。

如何更好更快地恢复？

一旦出现这个症状，要想尽快恢复，首先要做的就是让大脑好好休息，做让大脑喜欢的事。

（1）好好睡觉：保证充足的睡眠可以巩固我们的记忆，进行自我修复。因此，睡眠前放下手机，泡个脚，都是很好的助眠方法。

（2）健康饮食：在饮食方面，我们要多吃大脑喜爱的食物，比如"地中海"饮食结构，保证进食充足的新鲜水果蔬菜，适当的肉蛋奶，减少甜食、过度加工类食品的摄入。

（3）适当锻炼：规律的锻炼可以提高大脑的能力，有助于大脑的健康。不过"脑雾"严重时，并不建议大家做剧烈的运动，推荐做瑜伽、拉伸、太极拳等比较柔缓的运动，根据自己的身体状况来灵活调节。

（4）减轻工作强度："脑雾"严重时，建议工作中"每次只做1件事"，这样可以减少大脑的消耗，也可以更少地出错。

如果你和你的家人也出现了"脑雾"，不要着急，保持轻松的心态，做些让大脑喜欢的事，大脑也会更好地从"云雾"中清明起来。

（贺旻）

远离痴呆

算算你离痴呆有多远?

或许你已经注意到，我们正在步入老龄化社会。与人均寿命延长相伴而来的就是许多"老年病"的增多，其中之一就是认知障碍，其最严重的表现是痴呆。

但痴呆并不一定和老龄相关。调查研究发现，发达国家和发展中国家痴呆的发生率并不一致。

在特定年龄群中，美国、英国、瑞典和加拿大的痴呆发生率都在下降，而我国的痴呆发生率正在上升。

那么，是什么原因造成了这个差异？

换句话说，痴呆的发生原因中，哪些是可控因素？

听力

听力下降作为痴呆的危险因素是相对较新的发现，因此对其的干预很少得到重视。数项队列研究表明，在听力损伤但认知完好的人群中，轻微的听力损伤也会增加认知能力下降和痴呆症的长期风险。

与听力下降相关的认知障碍机制尚不明确，也还没有证据佐证纠正听力（如助听器）是否能使认知功能好转。

高龄和脑小血管病变均可引起痴呆及周围性听力下降，因而可能混淆两者之间的因果关系。另外，听力下降可能通过增加"大脑负荷"来影响认知功能。打个比方，我们的大脑是个电脑内存，受损的听力会使内存需要分出更多空间来处理模糊的声音输入，因此处理其他信息的内存就会相对减少，从而使运转速度减慢，那么，在内存容量本来就不太够用的情况下，有可能会出现系统崩溃。同时，听力损伤还可导致社交隔离和抑郁的发生，进而影响认知功能。

教育

低教育水平会导致痴呆发生概率增加。一些发达国家同年龄层痴呆的发生率下降，一部分原因是人群教育水平的提高。较高的教育水平可增加认知储备（cognitive reserve），这种认知储备可延缓大脑退行性病变造成的功能下降。当内存扩容，发生损害后，出现内存不够的情况就会延迟。

空气污染

空气污染与痴呆的关联也是近几年的新发现。一项截至 2018 年的系统综述分析了 13 个纵向研究，随访时间为 1~15 年，发现暴露于二氧化氮、PM2.5 及一氧化碳环境与痴呆发生率增高相关。

运动

观察性研究发现，运动与痴呆发生呈负相关。一项包含 12 个前瞻性队列研究的分析发现，体育锻炼对认知功能有显著的保护作用，运动强度越大，保护作用越强。锻炼对尚未痴呆的老年人有许多好处，如增强平衡功能以减少跌倒、改善情绪、降低死亡率等。

糖尿病、高血压及肥胖

肥胖与糖尿病前期及代谢综合征相关，其特点是胰岛素抵抗及周围血高胰岛素浓度。外周胰岛素异常可能导致脑内胰岛素产生减少，从而影响淀粉样蛋白的清除。

吸烟

吸烟者的痴呆风险高于不吸烟者，但同时，吸烟也可增加早逝的发生率，使部分患者未能存活到推定痴呆发生的年纪，因而痴呆与吸烟之间关系的研究存在偏差。一项研究对 5 万名大于 60 岁的有吸烟习惯的男性随访观察 8 年后发现，戒烟 4 年以上人群的痴呆发生率低于持续吸烟者。

抑郁

由于抑郁本身就是痴呆的一个临床表现，因此一直有到底是"鸡生蛋、还是蛋生鸡"的讨论。2010 年发表于《Neurology》杂志的一项队列研究通过长时间的随访观察发现，抑郁是痴呆的危险因素。抑郁可通过影响应激激素、神经生长因子等增加痴呆的发生风险。

其他因素

还有其他的因素也可能增加痴呆的风险，如社交活动过少、头部创伤史、睡眠障碍等。

（贺旻）

如何优雅地老去?

衰老是不可抗拒的自然规律,人脑的功能也会随着衰老而退化。随着年龄的增长或由于某些脑部疾患,人们会出现记忆力减退、注意力下降、难以记住事情、分辨不出方向、应付复杂任务力不从心、不能应对突发情况等,连语言表达能力也会减退。

目前我国已经进入老龄化社会,60岁以上人口已经达到2.55亿,且随着医疗水平的升高,这一数字还将继续增加。随着人口老龄化加剧,痴呆的发病率正逐渐增加。一般而言,60岁之后,年龄每增加10岁,痴呆的发病率就会翻倍。但痴呆的诊断常显著滞后于痴呆的发生,老年人在出现记忆方面的问题后可能要过很久才得以确诊。

目前对脑功能减退的医学认识还很有限,对痴呆的治疗方法也只是对症治疗,并不能真正延缓疾病的进展。因此我们常常会有这样的困扰:既然衰老不能逆转,如何才能让脑功能减退变得慢一点,可以优雅地老去?

有记忆力问题的老年人常常也会有睡眠的问题,据估计,大约有一半的老年人描述对自己的睡眠状况不满意,而在痴呆患者中,睡眠障碍的比例更高。因此,第一个建议就是要保持充足而良好的睡眠。

跟常见的入睡困难不同，许多老年人会抱怨自己的睡眠时间不够长，第一觉醒来可能才刚过 12 点，再睡一觉可能还不到 2 点，继续努力去睡，最终到了 4 点、5 点就再也睡不着了。"多羡慕年轻那会儿，每天都睡得不想起。"的确，随着年龄的增长，夜间睡眠的时间似乎不需要那么长。老年人可以尝试稍微晚一点上床，不要八九点就准备睡觉，可以延后到 10 点、11 点；白天打盹的时间也尽量控制在半小时以内。

想方设法把卧室布置暗一点、安静一点。房间里不要太闷热，清凉的环境睡得更香。

如果夫妻两人相互影响，应照顾睡眠不好的人先睡。条件允许的话，可以考虑分房睡。仔细挑选适合自己的床垫和枕头。保持身体和口腔的清洁。起夜不多的人可以在睡前少量补充水分，对于起夜频繁的人，则避免睡前饮水，肾脏疾患除外。

对于入睡有困难的人，不建议"硬躺"床上，无论是开始睡觉还是第二觉，如果躺着超过半小时仍然没有睡意，建议起来看看书、坐着发呆或者回忆一些愉快的往事，等到倦意袭来再睡。不要强迫自己入睡，也不要强迫自己睡得长，当然也无需对助眠药物的不良反应过于忧心。

最后也最重要的是让大脑疲倦，主动寻求睡眠。有一些老年人，在退休以后才出现睡眠问题，其中一个可能的原因是我们的大脑不需要那么多睡眠了。大脑需要新鲜的刺激才能保持活跃，活跃后才会感觉疲劳，最后才需要睡眠来恢复。如果大脑一直得不到新鲜事物的刺激，身体就可能不需要那么多的睡眠。时间久了，即使入睡没有问题，也可能会出现睡眠维持短，或者程度较轻、睡得不深等问题。

如何才能让大脑保持活跃，寻找足够的新鲜感呢？

学习新东西是最简单的入门办法。重拾以往的兴趣，或者干脆培养一个新的乐趣，跟家人学习一项新技能也是简单易行的办法。跟配偶换个角色，原来负责买菜的，试试家里的清洁工作，从来不下厨房的，烧个菜试试。学习新东西还可以从旅游开始尝试，不必去很远的地方，从身边的城市开始就可以，去从未去过的公园或美术馆，尝试从未去过的餐厅，像游客一样体验城市观光路线，你或许会爱上旅游也不一定。

学习新东西更高效的办法是主动去承担社会角色。西方有句名言：一个人不会因为变老而做不了事，而是因为不做事了才会变老。因此，主动融入家庭、社区或者朋友圈，尝试力所能及的任务或职责，才是延缓衰老的不二法则。

当然，在尽可能地充实每天生活的同时，也要小心掉进忙忙碌碌、苦累不堪的家务陷阱。这两者之间的区别可能在于"我要去干"和"我不得不干"。然而，现实生活中总有一些"不得不干"的任务在等着。柴米油盐、锅碗瓢盆、买菜做饭、带孩子，老年人的生活绕不开这些日常琐事。但即使是这样，调整心态，化被动为主动，依然能为自己赢得喘息的空间，在尽力应付的同时，让大脑思维活跃起来。

让大脑活跃的办法还可以从维系社交做起。

有些老年人退休之后，失去了一些社会角色，客观上跟同事、朋友接触少了，跟亲戚、邻居来往不多了，日子长了，共同语言自然会变少，在一起也没有很多话要聊。反过来，这又会影响老年人的社会交往意愿，形成恶性循环。这种社会交往的减少或社交隔离状态，会增加健康老年人罹患痴呆的风险，尤其是对于退休前职业复杂程度较低的人群。改变这个状态，需要从自己主动开始，用自己的行为化解无聊，尝试描述自己的所见所闻，主动表达自己的情感，克服"懒言少语"的负面情绪，保持"爱看热闹"的心，拉近人与人之间的距离。

此外，均衡饮食、适量运动、戒烟、不饮烈酒、控制体重、定期体检等健康生活习惯也对延缓衰老、减缓记忆力衰退有帮助。

适时做一个大脑功能的评估也非常重要。通过大脑"自检"，我们可以更清楚地了解大脑的状态，从而指导预防策略。希望每一位老年人都能拥有幸福而高品质的晚年生活。

（李鑫）

肠道里的小小细菌竟然可以影响大脑？

离大脑路途遥远、小到用显微镜才能看到的肠道细菌不仅可以对我们的大脑产生巨大的影响，还与大脑之间还存在着"你来我往的对话"。

这是伪科学，还是惊奇的科学发现？

居住在肠道里的小小细菌，虽然个子小，但是数量却很多。

举例来说，在一个身高 170 厘米、体重 70 千克的二三十岁小青年体内，居住着 40 万亿的肠道细菌。而正常人体细胞为约 30 万亿个。肠道细菌的数量超过了人体细胞数的总和，它们的基因组总和更是人自身基因组的百倍。

数量如此庞大、种类如此丰富的细菌们在肠道中并不是默默无闻的，相反，它们用特定的"语言"与我们的身体、大脑进行对话。

如今，科学能够逐渐翻译出它们的"语言"，尽管能听懂的还非常少。其中一个重要的发现就是肠道细菌群体的改变与阿尔茨海默病存在关联。

在正常生理条件下，肠道细菌们通过多种机制对大脑产生影响，包括产生短链脂肪酸，改变血脑屏障通透性，刺激迷走神经和调节特定神经递质。

在阿尔茨海默病患者中，肠道菌群失调会增加肠道通透性，诱导免疫系统的激活，增加神经炎症状态和脑内 Aβ 沉积（一种毒害大脑的异常蛋白）。

有了这样的发现，就为我们预防痴呆发生提供了新的视角。

研究发现，饮食对肠道微生物群有很大的影响。比如非常有名的地中海饮食模式（富含膳食纤维的绿色蔬菜和不饱和脂肪酸）似乎可以帮助保持健康的肠道微生物群，也能在一定程度上改善大脑的认知。可以想象，肠道菌群还与我们的许多疾病存在关联。

尽管如今我们对肠道细菌的认识还很少，但这是更新更广阔未来的开始。它使我们相信，人体不是一个封闭的整体，它与周围的环境、生物时时刻刻存在交流，维持一种动态平衡。

用更全面的视角来回看我们自己，将会帮助我们更加了解自己，以及自己与世界的关系。

（贺旻）

若想远离痴呆，请当这样的食客

You are what you eat——人如其食，许多人听过这句话。关于成为怎样的自己，或许每个人都有不同的想法。不过想要有一个聪明健康的大脑，恐怕是所有人之所愿。为尽可能趋近这愿望，科学家注意到了我们的每日三餐，并为我们的食谱做了实验。

2020 年，《美国医学会杂志》（JAMA）援引了同一年发表的一项大型研究，该研究纳入超过 8000 名研究对象，得出的结论是：食谱接近地中海饮食（Mediterranean diet）、特别是吃鱼更多的人与更高的认知功能存在相关性。地中海饮食也是美国新闻网颁布的 2021 年最佳饮食。值得一提的是，生酮饮食位列倒数。

那么，什么叫地中海饮食呢？按照文中的说法，重点有以下几个方面。

（1）多吃蔬菜、水果、谷物、坚果、豆类食品，减少乳制品和肉类的比例，限制脂肪的摄入。

（2）多吃鱼类、禽类等肉制品，少吃猪肉、牛肉等肉制品。

（3）使用全谷物而不是精加工的谷物。

（4）使用橄榄油、菜籽油等不饱和脂肪酸代替猪油等饱和脂肪酸。

（5）限制反式脂肪比如油炸食品、奶油等的摄入。

（6）限制盐的摄入。

（7）少量饮用红酒。

因此，地中海饮食的主要部分为蔬菜水果、谷物（全谷物为主）、橄榄油、坚果、豆类和香料。在此基础上，每周两次以上吃鱼类和其他海鲜，每日适量地加入奶制品（以发酵类奶制品，比如酸奶和奶酪为主），每周可以酌情吃一点禽蛋类食物。少吃红肉和甜品。

当然我们不能因为想要健康的大脑，就到地中海去生活。在我国，江南（如淮扬菜、浙菜、徽菜）的饮食结构更接近地中海饮食，包含大量深色蔬菜，且烹饪方式多蒸煮、少油炸。这也是南方人身体质量指数（Body Mass Index，BMI）小于北方人的原因之一。

日常生活中，我们也可稍做变通，比如将精制米改为糙米饭。减少油炸、腌制肉类摄入，增加饮食中蔬菜水果的占比。

（李鑫　贺旻）

远离痴呆，从每天做对的小事开始

当我读医学院四年级时，我的朋友告诉我，他的奶奶偶尔认不出他，或者忘记烧菜时加盐。那时我刚好学习神经病学这个科目。

后来我知道她得的是阿尔茨海默病。在我的神经病学课本里，对阿尔茨海默病的治疗方法叙述甚少。

而时至今日，尽管我们的医疗技术已经可以攻克某些癌症，但对于阿尔茨海默病，我们仍无可奈何。

所以，许多研究者将目光聚焦在了如何预防阿尔茨海默病上。已经有许多的研究表明，痴呆不仅与遗传相关，还与我们后天的许多生活习惯、际遇、慢性疾病有约 40% 的关联。

2022 年，美国疾病控制与预防中心（CDC）基于大规模的人群调查，发布了与痴呆相关度最大的 8 件事。

这 8 件事都是痴呆的可控危险因素。也就是说，如果我们每做对一件小事，就能离痴呆更远一些。

按照排名，我们依次来看。

第 8 名：酗酒（相关度 10.3%）

酒精是人类的伟大发现（或是发明），有人用它纵情、有人借它消愁。不过，已经有越来越多的研究发现了饮酒对于健康的危害。我国的居民膳食指南推荐，要少饮酒或者不要饮酒。美酒虽美，可不能贪杯哦。

第7名：听力下降（相关度10.5%）

听力下降对人认知功能的影响还是最近的新发现。听力下降可能通过增加"大脑负荷"来影响认知功能，也可通过引起社交隔离和抑郁，间接影响认知功能。

如果家里的老年人有听力下降症状，助听器应该是个不错的礼物。

作为年轻人，也要保护好自己的听力。即使短暂地暴露于高音量环境，也会造成暂时性的听力损伤。如果是长期反复在高音环境中，那么就会有永久性损伤。

多大的音量是高音量呢？救护车的鸣笛是100~109分贝，大于等于这个音量，就算是高音量了。

第6名：抽烟（相关度14.9%）

虽然抽烟会增加痴呆的风险，但戒烟可以使痴呆的发生率下降。戒烟最好的时机是十年前，其次是现在。

第5名：抑郁（相关度18.0%）

研究发现，抑郁可通过影响应激激素、神经生长因子等增加痴呆的发生风险。如果出现了长时间的情绪低落，除了同家人朋友倾诉，也不要畏惧去寻找心理医生的帮助。

第4名：糖尿病（相关度18.6%）

糖尿病会使人体的外周血胰岛素升高，从而可能使大脑内的胰岛素产生减少。这种减少可能会影响我们大脑毒素的清除，从而引起痴呆。

因此，如果是患有糖尿病的朋友，一定不要小看控制血糖的好处；没有糖尿病的朋友，也建议每年查查血糖了解自己的情况。

第 3 名：肥胖（相关度 35.3%）

可以看到，肥胖与痴呆的相关度非常高。许多朋友发现，自己还没到中年呢，脸已经越来越宽，肚子越来越鼓。

一直以来，我们都觉得中年发福是因为身体代谢率下降。但其实不然，"年龄大代谢慢"是个美丽的借口。中年发福的真正原因——中年后懒得动了。研究发现，就体力活动消耗的能量而言，30 岁后的人比 20 岁的人低将近 20%。

肥肉止于运动，圆润的身材其实还是可以抢救一下的。

第 2 名：缺乏有氧运动（相关度 49.7%）

前面已经提到了肥胖与痴呆存在的关联，而运动就是减肥的绝好方式。而且运动本身就可以通过各种机制促进大脑的认知功能，让我们变得更聪明、更高效。

世界卫生组织建议，每周进行至少 150 分钟的中等强度有氧运动。这种强度的运动包括快走、慢跑、游泳等。如果每周运动 5 次的话，每次运动 30 分钟就能及格了。

第 1 名：高血压（相关度 49.9%）

高血压的高发病率年轻化与我们的社会、生活息息相关。中年持续的高血压可能引起脑容量减少和白质高密度增加，从而加重老年时痴呆的发生风险。

保持健康的身材、良好的饮食、适当的运动、定期体检都有助于预防高血压的发生。如果得了高血压，就要遵医嘱按时用药，每日测量自己的血压。

其实疾病预防的观念早就根植在我们古人的智慧里。孙思邈在《备急千金要方》中提到：上医医未病之病，中医治欲病之病，下医医已病之病。智慧的医生是让疾病不要发生，而不是等到发病了再去亡羊补牢。

这智慧的上医是谁呢？不在远处，就在此时此刻，那个每天做对的小事的你自己。

（贺旻）

锻炼大脑

为什么元认知能力这么重要?

元认知是什么?

我们喜欢说外在的世界是真实的,或者我们能够测量的东西是真实的。如果你思考得再久一点就会发现,所谓唯一真实的不过是你所感觉到的、测量出的和你感知一切的方式,外部世界很容易沦为大脑的幻觉。

——理查德·费曼(物理学家)

我们都知道认知功能,它包括记忆力、注意力、执行力、决策力等。一个认知功能好的人,我们会说他头脑灵光。

元认知的英文叫作 Meta-cognition,是 1976 年由美国的心理学家 J.H. 弗拉维尔首次提出的,原意是指"反映或调节认知活动的任一方面的知识或认知活动"。

英文中 Meta 有"超越……之上"的意思,那么翻译一下就是"对认知的认知,对思考的思考",是不是很拗口,我们中文也有一个类似的词语,叫作"自知之明"。

我们的大脑是这样运行的:接收了一个信息 A,然后有了想法

B，导致了行动 C。这似乎是一个很连贯的过程。

但是，信息 A 是如何产生了想法 B 的？是不是每一个接收了信息 A 的人都会产生想法 B 呢？

显然，并不是的。我们每个人的大脑根据我们的既往经验、社会观念等多种因素会形成惯性思维，产生一个个顽固的封闭循环。意识到这个"产生"的过程，并且分析、控制它，就是使用了元认知能力。

在对痴呆患者的研究中，我们发现，到达痴呆的诊断会经历从轻微到严重的 3 个阶段，分别是主观认知功能障碍（SCD）[①]、轻度认知功能障碍（MCI）[②] 以及痴呆。一个处于主观认知功能障碍的患者仍保留着元认知能力，他会对自身的认知能力下降产生担忧。而随着认知功能的逐渐下降，进入 MCI 的患者会逐渐丧失元认知能力，晚期 MCI 患者不再对自己的认知能力担忧。一个痴呆患者则同时失去了认知能力和元认知能力。

元认知为什么很重要？

贫穷并不仅仅意味着缺钱，它会使人丧失挖掘自身潜力的能力。

——《贫穷的本质》阿比吉特·班纳吉和埃斯特·迪弗洛
诺贝尔经济学奖得主

刚刚我们说到了日常生活中的大脑运行方式。从信息 A 到想法 B，再到行动 C。行动 C 是我们直接作用于现实世界的，通过与外部环境的交互产生结果。每个人一点一滴的行动，将最终汇成河流，导向不同的人生方向。

---

① 主观认知功能障碍（SCD）：主观感觉自己有持续的记忆力下降，但客观认知功能测试不能发现认知功能下降。

② 轻度认知功能障碍（MCI）：客观认知功能测试发现有认知功能下降，尚未到痴呆的诊断标准，且保留生活能力。

在学习过程中，元认知指导我们的学习策略。如果学习者能认知到自己的已知和未知，就能重点关注于获取他们欠缺的知识；同时，元认知也有助于发现思维过程中欠缺的信息或环节，形成批判性思维，从而提升独立思考的能力，避免人云亦云。

在生活中，我们可以在情绪滑向消极时运用元认知能力及时发现它，并找出引起负面情绪的原因，避免自己做出非理性的行为。

在《贫穷的本质》中，经济学家发现穷与富之间的差异除了金钱，更多的是观念。如果贫穷者没有意识到自身观念存在的问题，比如因重视短期利益而让小孩辍学去务农，那么这些观念就会一代代向下传递，形成恶性循环。这种意识，是需要元认知能力的。

如何提升元认知能力？

想要强大的心肺功能、优美的肌肉线条，你需要锻炼身体；想要提升元认知能力，也需要刻意地练习。

在学习中，可以练习时常询问自己 3 个方面的问题：

计划：这次学习，我要达成什么样的目标？这个议题有哪些是我以前知道的，哪些又是不知道的？

监测：这个任务最难的部分是什么？我目前的学习策略，哪些是好的，哪些是不好的？

评估：我还有哪些不懂的地方？今天学习的知识与之前学习过的知识是否有连接？

反复、刻意地在学习过程中练习计划、监测、评估 3 个环节，也许某一天，你就会发现自己变得与过去的自己有所不同了。

（贺旻）

话语里的健康"密码"

语言是人们相互交流的工具，也是人脑功能的重要体现。口语是语言交流的最主要方式。我们每天都说很多话，倾听别人，表达自己。内容有问候、有汇报、有说明议论，还有自言自语。世界上没有哪个民族会像我们一样痴迷地用语言来衡量一个人。历经千年的科举考试制度，主要考量的就是考生做文章的水平。尤其是明清时候的八股文，连每一句的声调都有严格要求。谈吐不仅能图富贵，还反映一个人的文化修养。成语里用来形容一个人有才华的词很多，比如出口成章、语惊四座、口吻生花、珠玑咳唾，都与谈吐有关。而傻里傻气、笨嘴拙舌、痴言妄语、心拙口夯，无疑就是形容一个人笨了。古人对心智和语言关系的理解跟现代医学对痴呆的某些认识不谋而合。语言作为人类智力革命的催化剂，天然地与脑的认知功能相联系。那么，这种联系能否帮助我们洞察脑疾病呢？

要回答这个问题，我们就要了解一下语言的产生过程，因为解剖生理机能的完整无缺和相互协调是语言能力正常发挥的前提和基础。语言的产生涉及难以分割的两个过程，分别是语音的产生和语音的编码。

产生语音需要 3 个步骤。首先是动力，任何发出声音的过程都需要消耗能量。对于人类语音，我们通过胸廓驱动空气形成气流来提供能量。其次是发声，喉是我们发声的主要器官。喉部有许多肌肉和软骨，一起构成声门。声门就像个门框，而声带就是两扇门。声带在放松状态下声门是完全开放的，空气经过不会发出声音。当我们需要发声的时候，从肺部流出的空气到达喉部，声带拉紧阻挡声门，流动的空气振动声带发声。大家可以试试将手放在喉咙前部骨质部分的下端，同时发"啊"的声音，可以感觉到喉部的震动。最后是发音。声带振动产生声音后，我们用唇、舌、牙齿、牙龈、软腭、悬雍垂、鼻腔等器官来塑造声音。比如发"啊"的时候，需要把口张大，舌放松平铺在口底；而发"咦"的时候舌需要绷紧，位置也要向上抬起。清晰地发音需要上述结构的完整和协调。如果因为某些疾病影响到了这些结构，就会出现口齿含糊、声音嘶哑等症状。医学上称之为构音障碍或言语障碍。

光有发音还不能算作语言。这就好比一架钢琴，可以发出乐音体系中近乎全部的声音，但这还不能算音乐。音乐是音符按一定的旋律和节拍演奏。在脑内，让声音变成语言，变成传递思想的工具是由大脑皮层完成的。目前认为，涉及语言理解和表达的皮层主要位于左侧大脑的前半部分，包括额叶、颞叶和顶叶。右脑也参与了语言的理解过程。这些脑区之间通过白质纤维按一定的顺序联系起来，组成了特定的信号传递通路。这些通路就是语言的加工/组装生产线，帮助人们理解听到的声音，并把自己的想法表达成声音传递出去。如果疾病影响到了这些部位的脑组织，患者表达或理解口头语言就会受到阻碍，阅读和书写往往也会受累，姿势语言也会受到影响。医学上称之为失语症或语言障碍。

影响日常言语和语言的疾病有许多，比如喉炎、肺炎、声带麻痹、息肉等，听力障碍也会影响我们的语言能力。神经系统疾病除了卒中和痴呆以外，还包括帕金森病、重症肌无力、渐冻症、多发性硬化、颅脑肿瘤等。然而，语言早期变化比较隐匿，常人难以觉察，怎么做才能有效识别呢？答案是很难。不过有些办法可能会有帮助，比如"急性看变化，慢性看影响"。

"急性看变化"就是说，如果突然出现的言语或语言异常，要警惕。比如突然出现的口齿含糊、答非所问、话语减少、说话容易卡顿等。这里说的突然出现，就是说能准确回忆得起变化发生的时间，精确到几小时内或某一天，那就提示是急性变化，需要去看医生检查一下。

"慢性看影响"就是看对日常交流的影响。比如说让回忆一下昨天看过的电视剧，还能讲出细节吗，是不是说话都比较简短，或者内容空洞，重复和赘述比较多等。然而这些实际操作起来仍然存在难度。因此，对于有自觉症状的老年人，我们建议及时就诊，完善认知评估。

此外临床上还有一些新的检查手段，比如多模式话语分析方法，以及计算机辅助的自然语言识别等，更容易察觉细微的言语和语言的异常，有助于更早的发现疾病的蛛丝马迹，指导我们做好防治工作。

（李鑫）

一学习就想"摸鱼"？不如试试这个

某项工作的截止日期临近，坐在电脑屏幕一串串文字前的你抓耳挠腮、浑身不适，总想拿起手机刷刷朋友圈。

此刻你大脑的"注意力库存"已经到达下限，飘荡的想法如阿拉斯加的大雪般吹进你的"思维之门"，纷纷乱乱中你撞到了其中一片，又一片……

关住"思维之门"固然可以凭借意志，但我们也可以通过增加"注意力库存"来延长专注的时间。

这种增强注意力的办法就是正念冥想（Mindfulness）——它是美国硅谷创业者最流行的减压方式，但它的作用远不止这些。

两种主要的冥想方式

1. 专注冥想（focused attention meditation）

这是佛教修行的常见方式。它要求练习者将注意力放在某一个目标上——如呼吸时的感觉。在这个过程中，冥想者需持续监控自己的注意力。一开始，注意力会徘徊到其他地方，常规的做法是觉察到这种"徘徊"，并将注意力带回到目标上。举个例子，当你将注意力集中在呼吸时鼻腔的感受时，小腿的酸痛感吸引了你的注意力，这时你需要觉察到这种"分心"，并引导注意力再次集中于鼻腔。

在一次次这样的练习中，培养的不仅是注意力的敏感度和持续力，还有3个重要的注意力调节能力：首先是对目标稳定聚焦的同时对干扰保持警惕的监控能力；第二是从干扰中抽离，而不再进一步介入的能力；第三是将聚焦点迅速转回既定目标的能力。

初学者往往面对更多分心干扰而频繁练习到以上3个能力。随着练习的增多，进阶者会更敏锐地察觉到"分心"，最终形成特征性的变化，使注意力能更容易、持久地维持在所选焦点上。在最高级的冥想练习者中，这3个技能的触发频率会越来越低，从而使注意力的维持逐渐变得"毫不费力"。经验丰富的冥想者能达到一种身体的轻盈及充满活力的状态，对睡眠的需求也会减少。

另外，研究发现在专注冥想中，专业冥想者杏仁核的激活程度较初学者更低，且这个情感区的激活程度与练习时长呈负相关。还有实验发现，20分钟专注冥想后，被试者在Stroop色词测验的习惯性反应明显减少。这种对自动化反应的抑制初步证明，专注冥想可使部分对知觉刺激进行塑造和解释的心理过程的"去自动化（deautomatization）"。通俗地讲，就是更少的"情绪化"了。

2. 开放式观察冥想（open monitoring meditation）

随着专注冥想能力的提升，良好的觉察监控（monitor）能力是转向开放式观察冥想的关键点。练习者只是保持觉察的状态，观察想法和感觉，但不把注意力黏着在任何一个目标上。为达到这个状态，练习者在专注冥想时要逐渐减弱对特定目标的专注，转而增强觉察的能力。加强这种"自发"的觉察意识，可使练习者体察到每种体验（experience）的内在丰富性。

由于没有既定关注目标，觉察本身也不创造新的关注点，因此在开放式观察冥想中，选择或不选择没有差异。举个例子，专注冥想将情绪基调作为关注对象的背景特征，但在开放式观察冥想中，情绪基调只是被觉察到，但它或任何其他对象都不成为关注焦点。如此一来，"费劲"地选择或"抓住"一个主要目标，逐渐过渡为无需选择，"毫不费力"地对意识的维持。

开放式观察冥想能提升个体情绪的灵活度（emotional flexibility），通过前额叶对边缘叶的调节来影响情绪调控，降低情绪的强度和时长。大量实验证明，通过标识情绪，能显著降低情绪存在的时长和强度。一项基于影像学的研究也发现，当被试标识传入的刺激时，腹外侧前额叶皮层被激活，同时腹内侧前额叶皮层的激活减弱了杏仁核的反应。

既能增强注意力，又能提升情绪调节能力，让你高效学习的同时保持平静的心情，冥想，它不"香"吗？

（贺旻）

灵光小脑瓜，五步来养成

经常有朋友问我：如何保持高效的学习状态？如何获得更好的专注力？如何预防痴呆的发生？这些问题都指向一个关键点，那就是你是否拥有一个健康活力的大脑。

很多人都知道，通过锻炼身体，我们可以保持身体健康，拥有优美的肌肉线条和强大的心肺功能，但很少有人知道，大脑也有独属于它的"养成方法"。以下将介绍 5 种方法，通过它们，你将收获一个健康活力的大脑，也会因此而收获一个不一样的世界。

睡个好觉

科学家很早就发现，好的睡眠对大脑健康极其重要，睡眠可以改善人的各种记忆能力，尤其是程序记忆及陈述性记忆。

程序记忆是指回忆如何做事情的记忆。比如怎样骑自行车、如何游泳等。这些记忆有一个共同点，那就是你一旦学会，在回忆时不需要意识的参与，它们仿佛是自动发生的。许多运动员都会保持长时间的睡眠来巩固这种记忆。

陈述性记忆是对有关事实和事件的记忆，它的提取往往需要意识的参与，如我们在课堂上学习的各种课本知识和日常的生活常识都属于这类记忆。

研究者们也开始推论，睡眠在大脑中扮演的"后勤"作用。有一种有趣的蛋白质——Tau 蛋白，会在我们清醒时由脑神经元释放。当我们睡了一个好觉后，大脑会自动清除大约一半这种蛋白。但如果我们长期失眠，本该减少的 Tau 蛋白反而会增加。

那过多 Tau 蛋白在大脑中游荡会发生什么呢？研究发现，过高的 Tau 蛋白可能会使神经元突触减少、神经功能受损。另外，Tau 蛋白的增多与一些可怕的疾病相关，如阿尔茨海默病。

所以，要尽力使自己每晚都能好好睡觉。

健康饮食

俗话说，人如其食。饮食不仅会改变你的身体，也会改变你的大脑与思维。

之前我们已经介绍过保持大脑健康的饮食方式，这次我想告诉你，如果想保持充沛的脑力，有一种食物要尽量避免，那就是添加糖。

糖本身并不是坏东西，我们大脑运转就需要葡萄糖。葡萄糖一般摄取自谷物、碳水化合物、水果等。添加糖是指人工加入食品中的糖类，包括饮料中的糖，具有甜味特征，常见的有白砂糖、绵白糖、冰糖和红糖。

研究发现，长期高糖摄入与认知功能下降存在相关性。高糖饮食可通过影响记忆关键区海马，使小鼠的记忆功能下降。

《中国居民膳食指南》建议每人每日摄糖量不超过 50 克，最好限制在 25 克以内。然而一瓶 500 毫升的可乐中，含糖量已经达到 53 克。大家平时认为的健康食品果汁，其实也有很高的含糖量。

因此，请你尽量避免添加糖。

学习新知

有很多人认为，到了二三十岁，大脑就定型了，不会再持续发展。但其实，我们的大脑可以一直创造新的神经元连结，前提是你能保持学习。

低教育水平会导致痴呆发生概率增加。一些发达国家同年龄层痴呆的发生率下降，一部分原因就是人群教育水准的提高。较高的教育水平可增加"认知储备（cognitive reserve）"，这种认知储备相当于电脑内存。当内存扩容后，如果发生病变，剩余的内存也可维持肌体的正常运行。

一项观察 60~90 岁老年人的研究发现，主动学习新技能（缝纫或摄影）可以提升老年人的情景记忆（一种阿尔茨海默病特别容易损伤的记忆）。另外，学习的新技能越复杂，记忆力提升就越多。

所以呢，我们要活到老、学到老。下面述及的两项方法将帮你更好地学习。

锻炼身体

运动如此重要，是因为它不仅可以增强身体素质，也可以提升大脑健康水平。研究发现，运动对大脑健康的提升是从多重机制发挥作用的。

从分子层面观察，锻炼可以促进人体释放 BDNF 蛋白，这种蛋白是大脑的"肥料"，可以增强记忆能力、改善低落情绪、优化睡眠质量等，从而帮助预防痴呆及阿尔茨海默病。

从大脑结构观察，研究显示，持续锻炼可以增大海马结构（对记忆力至关重要）及某些灰质皮层。

最后，从临床表现观察，运动可以通过前述机制，使人记忆能力增强，情绪及睡眠变得更好。心情美好，自然能更专注于学习了。

关于有氧运动和耐力训练，科学家认为，有氧运动（如慢跑、游泳）对大脑健康更优。

当然，并不鼓励大家看完这篇文章就立刻开始跑马拉松，或者每天都在健身房进行 2 小时的高强度训练。最好的方式是按照自己的身体情况，循序渐进，并坚持下去。

冥想

有许多人问我，冥想到底是什么？冥想真的对人有好处吗？冥想会不会睡着？怎么冥想？

我想，或许你也有这样的疑问。

一项研究利用功能磁共振（一种可以观察大脑功能连结的磁共振）观察了冥想对于大脑功能的影响。受试者一共进行了持续 8 周、每周 5 次的冥想练习。

研究结果表明，冥想可以增强脑内两个重要的脑网络——默认模式网络（走神时激活）和背侧注意网络（注意力集中时激活）——之间的联系，表明冥想可以在走神和集中注意力之间快速切换，也就是说，冥想练习可以令你反应更快，并在专注状态下保持注意力。

注意力是我们大脑的探照灯，稳定的注意力可以说是所有大脑认知功能的基石，也是这个信息纷乱的时代最宝贵的资源（你有多久没有静下心来心无旁骛地读一本书了）。

以上提到的只是冥想的一个好处，其他还有包括降低焦虑、改善睡眠、稳定情绪以及自我觉知的能力提升等。

（贺旻）

No. 1656801

处方笺

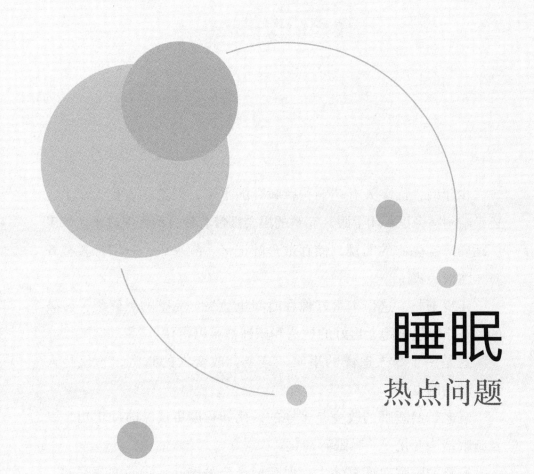

睡眠
热点问题

医师: _____

临床名医的心血之作……

睡眠生理

睡梦何以破碎?

少年时,许多人有"倒头就睡"的本事,无论在夜行火车上、还是喧闹宿舍里,闭上眼,完整的黑会携带着梦自动漂浮过来。梦工厂运转,擦亮心的明镜,储存散落的记忆。醒来后,一切都整整齐齐,清清爽爽。

年岁渐长,这份本事好像在时间里散失。完整的黑碎裂,残破的梦在指缝里逃跑,再好的枕头和床铺都难以留住。

这是一个令人遗憾的事实,衰老会改变人的睡眠,不仅是人的,动物的也是。

衰老带给睡眠的改变是多样的,比如程度更浅,时间更短,以及睡眠结构变化——睡眠碎片化。

完整的睡眠对恢复体力、保存记忆至关重要。我们的睡眠并非一条直线,它有点像音乐《卡农》,由浅至深的睡眠阶段组成一段旋律,这旋律重复 4~5 次直到醒来。如果演奏被中途打断好几次,这就不能叫一首完整的曲子了。

不完整的曲子会对记忆、情绪等产生影响。也许你体验过数次半路醒来的睡眠,这滋味并不好受。

为什么老年人容易出现睡眠碎片化呢?最近,有一群科学家探索了这个"睡眠破碎之谜"。

原来在大脑中间，一个叫作下丘脑的地方，有一群细胞在衰老中发生了变化——它们的数量减少了。科学家将这种细胞命名为Hcrt 细胞，我们姑且称它为 H 君吧。

也许聪明的你会猜到，既然 H 君会随着年龄增长逐渐减少，说明它的作用应该是帮助我们睡眠。可令人意外的是，它的作用是促进和维持觉醒。

这又是怎么回事呢？

原来衰老后的 H 君数量虽然减少了，却更容易被激活了。换句话说，也可以理解为"恢复平静的能力"下降了。因为难以恢复平静，所以更多的维持了觉醒状态。

衰老以后的 H 君为什么会难以平静呢？容我解释一下。一个细胞干活，需要用一定强度的电流刺激来唤醒。唤醒后的细胞会处于高电位状态，干完活以后，细胞通过打开自己的一扇小门排出电流，降低电位，又恢复到平静状态。

但是衰老以后的 H 君的小门数量减少了，小门的减少导致了细胞恢复平静的能力下降，于是低强度的电流就能激活 H 君。结果是更少却更"激动"的 H 君反而使睡眠中出现觉醒更容易了，也就造成了睡眠的碎片化。

不过小门数量减少的原因究竟是源于衰老导致的丧失，还是机体的主动代偿，科学家们还没有获得一个满意的答案。

这种类似"塞翁失马，焉知非福"的反转剧情常常发生在生物体、自然界，或者是人类文明的变迁之中，好像是一种"偶然"的"必然"。

（贺旻）

睡眠是健康的基石

睡眠是动物界普遍存在的一种行为，人的一生也有三分之一的时间用于睡眠，可以说睡眠的好坏是生活质量的基础。但大部分人对睡眠的认识还远远不够，甚至有一些误区，比如误以为"睡不着＝失眠＝睡眠障碍"。据中国睡眠研究会最新发布的数据，我国24.6%的居民在睡觉这件事上"不及格"，94.1%的居民的睡眠质量与良好水平存在差距。

那么优质睡眠的标准是什么呢？首先是睡得够量，也就是"睡得着"。根据研究，18~65岁之间的成年人一天所需睡眠时间为7~8小时。其次是睡得够深，也就是"睡得好"。深度睡眠才可以有效缓解人们一天的劳累，促进人体的新陈代谢。睡眠的过程，其实是大脑进行"清理"的过程，即将无用的信息清理掉，而把有用的东西进行联系和整合，将"短期记忆"存储为"长期记忆"，而睡眠过程中脑脊液会运送脑内所产生的废物。睡眠不足直接关系到我们的外貌和日常的行为表现，也会导致很多健康问题，比如紧张易怒、免疫力下降、记忆力下降、心脏病发作、脑卒中、高血压、糖尿病、抑郁症、阿尔茨海默病、肥胖等。

睡眠障碍是一个很大的概念，睡眠障碍分为7大类，包含了各种原因的睡眠增多、睡眠减少和睡眠规律紊乱。

失眠障碍和睡眠相关呼吸障碍是最常见的两大类睡眠障碍。失眠障碍是以频繁而持续的入睡困难或睡眠维持困难并导致睡眠满意度不足为特征的睡眠障碍。患者有入睡或保持睡眠方面的问题，或者醒来后感到精力没有恢复。在成人中符合失眠障碍诊断标准者在10%~15%，且呈慢性化病程，近半数严重失眠可持续10年以上。慢性失眠障碍会损害日间功能和生存质量，乏力、困倦、意识混浊、紧张、焦虑和抑郁增加，导致失眠患者报告生存质量和行为表现下降，并且在情节记忆、解决问题和工作记忆方面存在问题，甚至与心血管疾病、糖尿病风险升高相关。

睡眠相关呼吸障碍以睡眠时呼吸异常为特征，反复发生的低通气与呼吸暂停会引起全身组织器官的缺血缺氧，进而引起多器官功能不全或障碍，可能会导致多种其他疾病，根据其特征主要可分为阻塞性睡眠呼吸暂停综合征与中枢性睡眠呼吸暂停综合征。前者是因上呼吸道阻塞（如气道狭窄、舌根后坠等）而导致睡眠时呼吸不畅并影响睡眠的疾病，常表现为睡觉时打鼾明显并有短暂呼吸暂停，而中枢性睡眠呼吸暂停综合征则是因呼吸动力缺乏所致。肥胖是该病的主要易感因素，超重的人群应注意控制体重，睡前避免饮酒或服用镇静催眠类药物。

睡眠是一个重要且不可或缺的生理过程。睡眠中，我们的身体相对安静，但大脑却非常活跃；白天累积的代谢物和毒素会被清除，新获得的记忆也被巩固。睡眠障碍对健康的影响不容小觑。健康睡眠是最好的养生，睡得着、睡得好才能拥有健康生活。

（张倩倩）

助眠策略

失眠的"非主流"疗法——换条被子

虽然睡觉是人与生俱来的天赋,但是在现代社会,这个本领正在逐渐丢失。

失眠让人感到痛苦,除了吃安眠药或者进行心理治疗以外,最近科学家还发现了另一种"非主流"的治疗方法,那就是换条被子,确切地说,是换一条重一点的被子。

科学家发现的这个办法最早是应用在心理治疗上。治疗师发现,通过让精神病患者负重或给躯体加压的方式可以改善焦虑或抑郁等精神情绪障碍。

2020年,3个瑞典的科学家在美国《临床睡眠医学杂志》上发布了一份报告,他们让受试者在连续4周的时间里每天晚上都盖着加重的毛毯(6~8千克)睡觉,最终发现,加重的毛毯可以有效地改善失眠。

研究人员认为造成这种结果可能有以下几个原因。

(1)沉重的毛毯模仿了被抚摸和拥抱的感觉,它施加在身体不同部位的压力会刺激触觉、肌肉和关节,起到增强副交感神经(主要起放松作用)、减弱交感神经的作用,从而帮助身体放松,人在放松了以后自然就可以改善睡眠。

（2）毛毯造成的压力可以升高催产素的水平。催产素是一种人体自带的"止痛镇静药"，它可以改善焦虑、放松心情、提高痛阈，从而帮助睡眠。

在我们的日常生活中，或许不需要像实验中一样弄一条这么重的毛毯，仅仅增加被子的重量，或许就能帮你更快进入梦乡。

（贺旻）

我要稳稳的好睡眠
——睡眠认知行为疗法

夜深了，整个世界都已经睡着了，你和昨天、前天一样，还在和自己较劲，想着第二天的 KPI，希望自己快点睡着。然而，当早上第一缕光线照进房间时，你意识到，自己还是失眠了。

不知何时起，睡个好觉不再是一件简单的事。2016 年我国的失眠现患率为 15%，相当于 2.07 亿人。失眠也不再是老年人的专利。和发量一起减少的，还有打工人的睡眠时间。

失眠会带来许多危害，比如焦虑、抑郁、记忆力下降、高血压等。有些失眠带来的问题又会反作用于失眠，造成恶性循环。

如何改善失眠呢？在门诊中，我见到许多人使用的方法是硬扛，扛不住了就吃点安眠药。

服用安眠药确实会有立竿见影的效果，有些安眠药还同时有缓解焦虑的作用。但是，多数安眠药仅仅延长了睡眠时间，并不改善睡眠质量，还存在一定的不良反应，如增加跌倒风险。因此，安眠药比较适合短期服用（比如倒时差、手术后）。

除了安眠药，还有一种更好的失眠治疗方法，那就是睡眠认知行为疗法（Cognitive Behavioral Therapy for Insomnia，CBT–I）。

许多实验数据表明，与安眠药相比，CBT-I 不仅能使你更快睡着、睡得更香，而且在停止治疗后仍能保持疗效。

打个比方，吃安眠药就好比考试前临时抱佛脚，当下有效，一考完就全忘了。而睡眠认知行为疗法就是稳扎稳打、系统性地复习，第一天不一定有效，但是经过一段时间的锻炼，就能维持很长时间的睡眠稳定。因此，美国医师学会、美国睡眠医学会、中国睡眠研究会均建议将睡眠认知行为疗法作为慢性失眠障碍的首选治疗方法。

睡眠认知行为疗法，顾名思义，包含认知治疗和行为治疗两个方面。

认知治疗（Cognitive therapy）：识别和改善引起失眠的不良信念。

行为治疗（Behavioral therapy）：用促进睡眠的行为代替令你失眠的行为。

睡眠认知行为疗法主要包含 5 个部分，分别是刺激控制、认知重组、睡眠限制、睡眠卫生和放松训练。

（1）刺激控制：这个方法意在加强床与睡眠之间的积极联系，减弱床与清醒状态之间的关系。比如每天固定时间起床，睡不着就离开床或卧室，规定床只能用来睡眠。

（2）认知重组：许多失眠的人一躺在床上就开始胡思乱想，想到一些不好的事情。认知重组可以使你认识到哪些负面想法在影响睡眠，从而挑战这些消极思维模式，用积极的思维模式代替它们。具体方式可以分为三步：①识别消极思维，比如有的人觉得失眠一次会导致第二天的工作表现非常糟糕，因此越想越焦虑而难以入睡。②挑战消极思维，质疑这些思维的合理性。③用积极的思维方式代替，比如告诉自己今晚失眠不会导致明天的失控，每个人都有睡不好的时候，通过一定的训练，我的睡眠是可以改善的。

（3）睡眠限制：通过限制在床上的清醒时间（包括入睡时间、

中途醒来时间和赖床时间），来提高睡眠效率，最终理论上只保留实际睡眠时间。

（4）睡眠卫生：通过养成良好的习惯、改变睡眠环境来改善睡眠质量。比如，每天同一时间起床，有助于形成"生物钟"；规律锻炼身体，但睡前4小时避免剧烈运动；不要吃得太饱，也不要空腹上床；确保卧室的光线、温度适宜，没有噪声；减少咖啡类饮料摄入；别在床上思考问题，烦恼会干扰入睡；不要强迫自己入睡，睡不着时就离开卧室，做一些不同的事。

（5）放松训练：常用的放松训练包括腹式呼吸法、肌肉放松法和意向放松法。通过这些方法，有意识地控制或调节自身的心理生理活动，减低肌体的唤醒水平。

我们一生中有三分之一的时间在睡眠。睡眠中，我们放下忙碌的生活，修复自己、做梦、整合知识。希望你拥有良好的睡眠，但如果今夜失眠了，不要担心，明天不会失控。

（贺旻）

养成良好的睡眠习惯，拥有健康美好生活

　　每个人都经历过失眠，比如第二天有重要工作时、考试前情绪紧张时、喝完咖啡或浓茶后，都有可能出现失眠表现。因为当代社会的快节奏，睡眠问题困扰着很多人，"轻松舒服睡一觉"甚至成了一种奢求。

　　那么，怎样才能算睡得好呢？睡眠质量包括睡眠的深度和睡眠时间两个方面。美国全国睡眠基金会（National Sleep Foundation's，NSF）根据专家研究成果，对各年龄层人群提出新的睡眠时间建议。

表 7　不同人群建议睡眠时间

人群	建议睡眠时间
刚出生到 3 个月大的新生儿	14 至 17 小时
4 个月至 11 个月的婴儿	12 至 15 小时
1 至 2 岁的幼儿	11 至 14 小时
3 至 5 岁的儿童	10 至 13 小时
6 至 13 岁的学龄儿童	9 至 11 小时
14 至 17 岁的青少年	8 至 10 小时
18 至 64 岁的成年人	7 至 9 小时
65 岁以上的老年人	7 至 8 小时

但是也不能简单从时间上去评判睡眠质量的好坏，而应该注重睡醒后的精神状态。如虽然只睡了 5 小时，但是醒后疲劳感消失，头脑清醒，精力充沛，能够从事各种工作学习活动等，这就不叫作失眠。

那怎样能够提高睡眠质量呢？可以从心理、身体和睡眠环境三个方面下手。首先是心理方面，要保持心情舒畅，睡觉前不要过于兴奋和激动，保持心态平和，不要带着负面情绪入睡。其次是身体方面，要注意睡前禁止剧烈体育运动；不要喝过浓的茶及咖啡，避免看、听过于刺激的电影、音乐；晚饭不要吃得太多或太晚；睡前 1 小时冲个热水澡是有助于睡眠的，可以放松肌肉，更容易让人入睡。最后在睡眠环境方面，注意室温不要过高，同时应关闭卧室的所有光源；床铺一定要舒适，床垫软硬适中，枕头不宜过高或过低。如果经过这些调整，还是觉得入睡困难，睡眠质量不佳，白天困倦，那么就需要去医院寻求专业医生的帮助了。

健康睡眠小贴士（世界睡眠协会推荐）：

（1）固定睡觉时间和起床时间。

（2）如果有小睡的习惯，白天的睡眠时间不要超过 45 分钟。

（3）睡前 4 小时避免过量饮酒，不要吸烟。

（4）睡前 6 小时避免摄入咖啡因，包括咖啡、茶、巧克力和其他含咖啡因饮料。

（5）睡前 4 小时避免吃难消化的、辛辣的或含糖量高的食物。

（6）有规律地锻炼，但不要在睡前锻炼。

（7）使用舒适的床上用品。

（8）调节舒适的室温，保持房间通风良好。

（9）尽可能屏蔽噪声和排除光线干扰。

（10）床仅可用于睡觉，不要将床用作办公、娱乐等。

（张倩倩）

忙碌生活中如何高效地休息

工作太忙，生活中的诱惑太多，导致我们把睡觉当成了一种对时间的"浪费"。很多人到了晚上，迟迟不愿睡去，挤点时间也要再看上一集电视剧，再玩上一把游戏，到了周末，熬夜加睡懒觉更是"标配"。上夜班、推迟就寝时间、习惯性熬夜、就寝时间波动大已成为年轻人睡眠的"主旋律"。这样不规律的睡眠时间可能导致身体细胞、组织和器官节律的紊乱，工作日和周末作息时间的改变也可能造成节律紊乱或睡眠不足，可引起一些不良健康后果。在睡不好成为常态的当代，提高睡眠质量已经成为普遍的需求。那么，如何在忙碌的生活中得到高效的休息呢？

首先，健康的睡眠习惯和良好的睡眠卫生是基础。虽然工作学习任务繁重，但应尽可能保证规律的饮食和作息，改善睡眠环境，保持适量运动。

如果仍然存在缺觉的问题，则需要分情况来选择了。比如随着春季日照时间逐渐延长，人体相对处于生理性"缺觉"的状态；或是白天工作学习来不及完成，需要牺牲晚上睡觉的时间，逐渐造成慢性睡眠不足，这些情况可以通过适当补觉来缓解疲惫。如果工作日的睡眠时间不能保证，周末可以适当延长睡眠时间，比如提前半小时到一小时上床，次日晚起半小时至一小时。除了周末，午睡也是很好的补觉选择，餐后睡 15~30 分钟，可以缓解一上午集中精神带来的疲惫，有效提高下午的工作学习效率。但是需要强调的是，失眠以及某些特殊类型的睡眠障碍（如睡眠呼吸暂停综合征）患者不主张通过补觉来缓解睡眠不足。

科学高效的补觉，助你不做"五行缺觉"的"特困生"。

（张倩倩）

处方笺

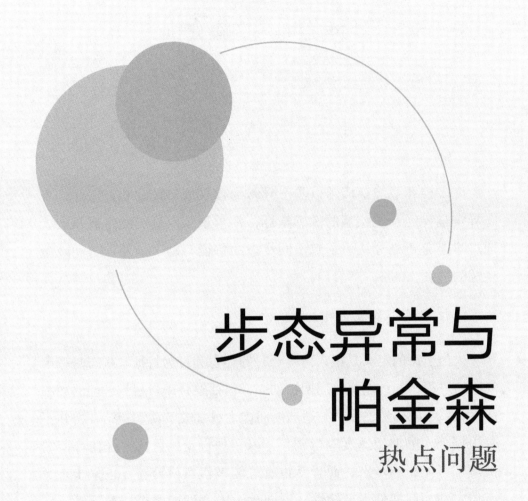

步态异常与
帕金森
热点问题

医师：＿＿＿＿＿＿＿＿＿

临床名医的心血之作⋯⋯

步态异常

步履之间，暗藏玄机

　　许多神经系统疾病常以步态异常为首发或早期症状，因此，步态异常是神经系统疾病的敏感指标，常常预示疾病的发生或发展。通过步态分析充分认识了解不同步态的特征有助于早期预防和减缓疾病的进展。

走路不好可能预示着哪些疾病？

　　人类步态的定义是指人体步行时的姿态和行为特征。步态是一个复杂的过程、一种重复的周期性动作，包括整合来自视觉、前庭和本体感觉系统的感觉输入，与适当的肌肉力量和关节活动相结合，并不断根据个人的期望速度进行调整，以实现行走的目标。任何环节的失调都可能影响步态，而异常也有可能被代偿或掩盖。正常步态具有稳定性、周期性、节律性、方向性、协调性以及个体差异性，然而，当人们存在疾病时，这些步态特征将有明显的变化。

　　痉挛性偏瘫步态：中风患者可出现一侧肢体的痉挛偏瘫，在行走时，一侧手臂紧贴身体，内收内旋，而下肢可以呈划圈样拖地行走。

　　痉挛性截瘫步态：脑瘫或脊髓病变的患者，由于下肢肌张力升高，可表现为两侧膝盖内侧相互摩擦，小腿外展，呈剪刀样步态。

宽基步态：小脑病变的患者动作笨拙、摇晃、双脚左右分开步基增大，不能沿着直线行走，状如醉汉。

慌张／冻结步态：帕金森病患者行走时常以小碎步为特征，僵硬而缓慢，并出现低头弯腰、屈肘屈膝、腕关节伸直的姿势。这类患者起步困难，像是"冻结"在原地一样。

跨阈步态：单侧腓总神经麻痹患者，行走时患侧脚尖下垂，抬腿幅度高，像是要跨过门槛一般。

感觉性共济失调步态：如维生素 B_{12} 缺乏的深感觉障碍患者，常有脚踩棉花感，行走时会将腿抬高踢出，重重着地，尤其在夜间缺乏视觉代偿，步态不稳会尤为突出。

摇摆步态：患者行走时挺腰凸肚，臀部左右摇摆，又称为"鸭步"。

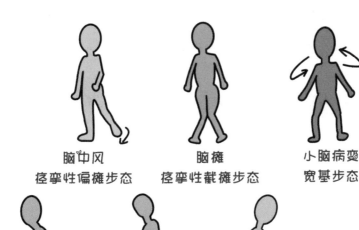

脑中风　　　　　脑瘫　　　　　小脑病变
痉挛性偏瘫步态　痉挛性截瘫步态　宽基步态

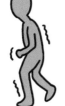 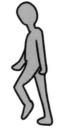 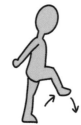 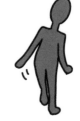

帕金森病　　腓总神经麻痹　　深感觉障碍　　　　肌病
慌张／冻结步态　跨阈步态　　感觉性共济失调步态　摇摆步态／鸭步

图 37　步态障碍的几种类型

什么是步态分析？

通过步态分析可帮助我们充分认识了解不同步态的特征，有助于早期预防和减缓疾病的进展。步态分析就是研究步行规律的检查方法，旨在通过生物力学和运动学手段，揭示步态异常的关键环节及影响因素，从而指导康复评估和治疗，有助于临床诊断、疗效评估及机理研究等。其中，利用步态分析设备，可客观、定量分析步态特征中时空相关的多个参数（常用的有节律性、步幅、变异率等），并且可用在正常速度、快速、任务负荷行走、串联步态等不同场景下的步态评测。

步态分析的临床意义

（1）评价日常生活活动能力。

（2）评估患者是否存在异常步态以及步态异常的性质和程度。

（3）为分析异常步态原因和矫正异常步态，制订治疗方案提供必要的依据。

（4）为制订康复治疗计划和评定康复疗效提供客观依据。

（汪昕　王平　陈星）

（插画：罗雯怡）

走路不好莫要慌，规范锻炼助康复

步态出现异常要怎么办呢？

首先，积极治疗原发疾病，减少病残率和跌倒发生率，以提高生活质量。此外，步态的康复训练也很关键。

下面就为大家介绍一些简单有效的训练方法。

基础训练

（1）桥式运动

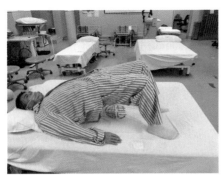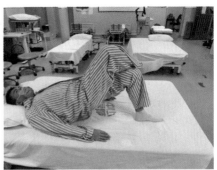

图 38　桥式运动

（2）下肢肌力训练

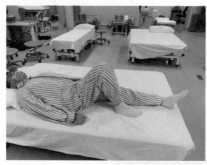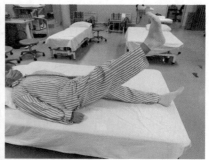

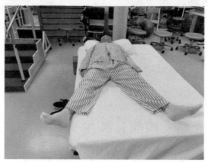

图 39　下肢肌力训练

上述两种训练方式每组 5~10 个，每天 1~2 组，训练时间为 5~10 分钟。

前庭平衡训练

（1）双足尽可能并拢，必要时双手或单手扶墙保持平衡，然后左右转头。

（2）单手或双手不扶墙站立，时间逐渐延长并仍保持平衡，双足尽可能再并拢。

（3）患者练习在行走过程中转头，必要时他人给予帮助。

（4）若双足无法并拢，可逐渐缩短双足间距至最小，双眼先间断闭目，然后闭目时间逐渐延长，与此同时，上肢位置变化顺序为前臂先伸展，然后放置体侧，再交叉于胸前，以此增加训练难度。

每个体位至少保持 5~10 秒，训练时间为 5~10 分钟。

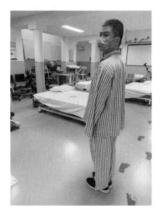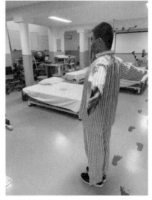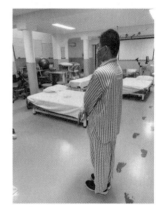

图 40　前庭平衡训练

平衡训练

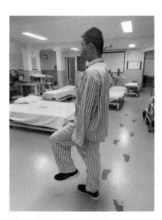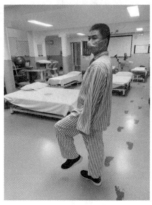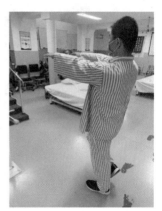

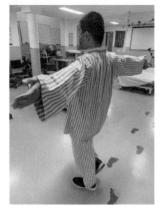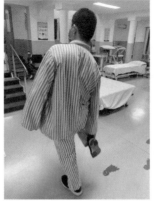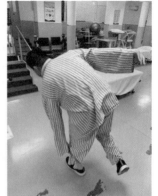

图 41　平衡训练

（1）单腿站立训练：睁眼，单腿平地站立30秒；闭眼，单腿平地站立30秒。

（2）单腿站立同时头部左右旋转。

（3）单腿站立同时上肢完成矢状面、额状面和水平面运动。

（4）单腿站立，躯干向对侧屈曲和旋转（同侧手够及同侧内踝），单腿站立，躯干向同侧伸展和旋转（同侧手向前方、侧方及头后部伸展）。

每个体位至少保持5~10秒，训练时间为5~10分钟。

协调训练

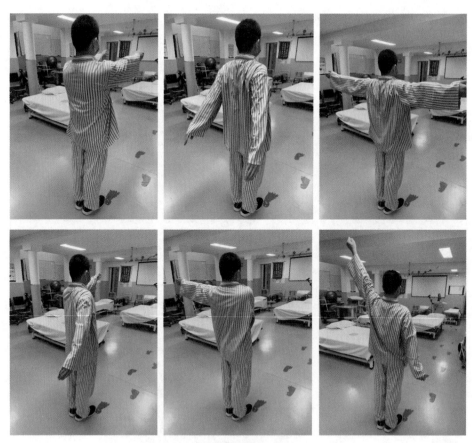

图42　协调训练

双上肢（或下肢）同时动作、上下肢同时动作、上下肢交替动作、两侧肢体做互不相关的动作等。

先做容易完成的大范围快速的动作，熟练后再做小范围、缓慢动作的训练。先睁眼练习后闭眼训练。两侧轻重不等的残疾者，先从轻侧开始；两侧残疾程度相同者，原则上先从右侧开始。

每个动作 5~10 次，每天 1~2 组，训练时间为 5~10 分钟。

感觉训练

可从站立于硬地板开始，逐渐过渡到在薄地毯、薄枕头或沙发垫上站立。各种皮肤感觉的刺激可采用脚踏踩不同材质的物品，如踏踩鹅卵石地面，脚踩晃动的模板、泡沫塑料袋、橡胶充气垫等；冷热水交替浸泡；垂直叩击足底；脚底震动等增加本体感觉等。

每天 1~2 次，训练时间为 5~10 分钟。

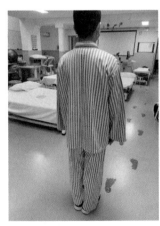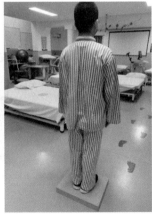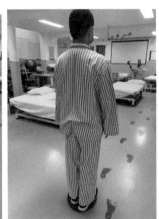

图 43 感觉训练

侧方迈步、原地迈步训练

（1）侧方迈步训练：背靠墙，先将身体重心移至右腿，左脚提起向左侧方迈一步，再将身体重心转移至左腿，右脚跟上放置于左脚内侧，如此往复，左右侧向交替进行重心和迈步训练。每组 5~10

个，每天 1~2 组，训练时间为 5~10 分钟。

（2）原地迈步训练：先将身体重心移至右腿，左脚提起向前方迈一步，再将身体重心转移至左腿，右脚跟上放置于左脚内侧，如此往复，前后向交替进行重心和迈步训练。

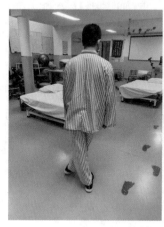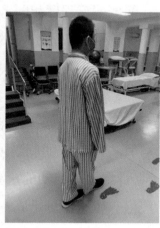

图 44　迈步训练

步态训练

在家中步行通道上贴上脚印贴纸，左右交替贴于地上成左右两条直线，同一直线上脚印贴纸足跟部相距的距离成为步长，步长因人而异，正常人为 50~80 厘米；两条直线相距的距离为步宽，正常人步宽为 5~10 厘米。

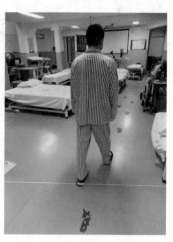

步态分解训练：可根据情况分为足跟着地、全足着地、支撑期、足跟离地、足趾离地，将整个步态过程分解成一个个小过程。

图 45　步态训练

重心转移训练

先将身体重心移至右腿，左脚提起向前方迈一步，注意要先足跟着地，后全足着地，再将身体重心转移至左腿，右脚先足跟离地，然后足趾离地，跟上放置于左脚内侧，如此往复，按照脚印贴纸在步行通道上行走。每组 5~10 个，每天 1~2 组，训练时间为 5~10分钟。

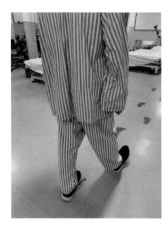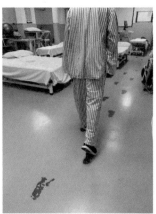

图 46　重心转移训练

在行走中的转圈训练

从转大圈开始，逐渐缩小转圈半径，顺时针、逆时针两个方向均应训练。每组 5~10 个，每天 1~2 组，训练时间为 5~10 分钟。

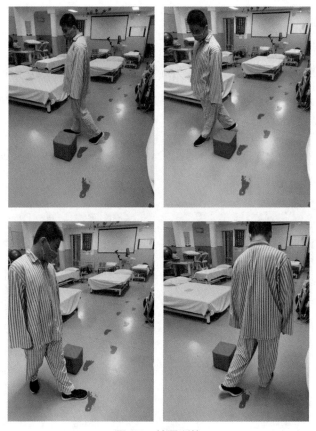

图 47　转圈训练

注意事项

（1）患者站立于镜子前，利用镜子的视觉反馈，尽量让患者保持垂直站立的状态，也可在此基础上完成各种拿起物件等动作，使身体重心移动，然后再回到直立位置。

（2）训练前，要学会放松，减少紧张或恐惧心理。

（3）加强安全措施。应选择与患者平衡功能水平相当的训练，从简单到复杂过渡。训练环境中应去除障碍物。加强患者安全教育，特别要注意患者应穿软底、平跟、合脚的鞋。注意训练过程中的安全保护。

（4）有认知损害的患者，应对平衡训练进行改良。使训练目的变为患者可以理解的，应用简洁、清晰的指导提示，改善患者注意力，减少周围环境的非相关刺激，尽量使患者注意力集中。

（5）训练难度的进展宜慢，并在进展过程中逐渐增强患者的自信心。

（6）练习完成后要用与训练相等的时间进行休息，所有训练要在可动范围内进行，并注意防护。

（7）步态训练时先选择较平整的路面，逐渐到较复杂的路面行走；遵循循序渐进的原则，逐步延长步行的距离和速度。步态训练时，家属应站在患者患侧，以提高患者的安全感，消除患者的紧张情绪。

（王平　陈星）

认识帕金森病

什么是帕金森病？

帕金森病属于神经系统退行性病变，临床表现纷繁芜杂，包括运动症状和非运动症状。

帕金森病的运动症状，包括运动迟缓、肢体强直和抖动，俗称"慢僵抖"，有些还出现姿势和步态的异常。帕金森病的肢体抖动是特征性表现之一，也称之为震颤，患者肢体放松时会抖，活动时反而会减轻。运动迟缓和减少是帕金森病的核心表现。有人单纯抖或者单纯僵，但没有慢，这就未必是帕金森病。如果患者既有震颤或者僵硬，还有运动迟缓，那么帕金森病的可能性就比较大。运动迟缓的表现多种多样，例如有些患者刷牙动作迟缓，有人走路比以前慢了，有的人写字越来越小、越写越慢，还有人表现为表情减少。肢体僵硬也是帕金森病的常见表现。帕金森病患者走路姿势很特殊，身体前倾、关节屈曲，在疾病的中晚期会表现明显，特别是晚期，患者站立时甚至可能难以保持平衡。

近些年有研究发现，帕金森病患者的非运动症状对生活影响也很大，比如有的患者便秘严重；有的患者嗅觉丧失、闻不到气味；

有人容易情绪低落，甚至抑郁；还有患者经常做噩梦，梦中出现喊叫、拳打、脚踢等猛烈的动作。这些非运动症状并不少见。

目前我国帕金森病的现状

据统计，我国 65 岁以上的老年人中，大约有 1.7% 患有帕金森病，与发达国家相似。据此估计，目前全国帕金森病总患病人数已达300 万，占全球帕金森病患者总数的一半。

以往认为帕金森病是一种老年病。其实，近年来这种疾病的发病年龄有年轻化的趋势，经常能见到四五十岁的中年帕金森病患者。

帕金森病的发病原因是什么？

帕金森病的病变部位在大脑，具体来说，主要是大脑的黑质区域发生的病变，在这里有一群神经细胞，合成一种叫作多巴胺的神经递质，这些神经递质对人体的运动功能进行着调控。随着年龄的增长，神经细胞在逐步老化，在一些内外环境损伤因素的作用下，有些合成多巴胺的神经细胞逐渐变性或死亡、大脑多巴胺合成量减少，不能维持调节运动神经的正常工作，这个时候患者就会出现一系列运动障碍症状。

我们知道大脑黑质变性坏死达到一定程度时可以产生帕金森病，但什么原因导致了黑质多巴胺能神经细胞的变性呢？目前仍然是一个谜。5%~10% 的帕金森病患者有遗传倾向，已经发现了一些基因可以引起年轻起病的帕金森病。但是大部分患者为散发性，到目前为止，多数科学家认为帕金森病是年龄老化、环境、遗传等多种致病因素共同参与的结果。

帕金森病是如何诊断的？

帕金森病的诊断需要专科医生面诊时详细询问病史结合查体做

出综合判断，部分有疑点的患者还需要做特殊的检查。

头颅 CT 和 MRI 检查有助于排除继发性帕金森综合征，如脑积水、脑梗死、脑肿瘤，甚至一些中毒的表现。

PET 脑分子影像可以检测脑内多巴胺转运体、脑葡萄糖代谢等，对帕金森病的早期诊断及临床表现不典型的患者诊断价值更大。

对于部分家族性或年轻帕金森病患者，建议常规筛查血清铜蓝蛋白，还可以通过遗传基因测序技术分析是否存在已知的致帕金森病基因突变。

出现震颤就是帕金森病吗？

首先抖动的原因非常多。举个例子，不光老年人会抖，年轻人或者中年人也会出现肢体抖动，如写字、持物和做精细动作的时候可以出现，但这种抖动只是短暂的，往往是由情绪紧张引起的，例如考试、社交等重要场合。

老年人震颤中，特发性震颤比较常见，可能有家族史，前期不严重，到了老年以后抖动更明显。

另外老年人患上甲状腺功能亢进也可能引起震颤。

我们还碰到过一些特殊情况，患者平时不抖，得了脑卒中后出现肢体抖动，因为脑卒中的后遗症也可以出现震颤。

帕金森病和阿尔茨海默病是同一种病吗？

在日常生活中，人们常把帕金森病与痴呆（尤其是阿尔茨海默病）混同起来。虽然帕金森病和阿尔茨海默病都好发于老年，但是两者无论在临床表现、发病机制、治疗方法等方面都是有明显区别的。

在症状方面，阿尔茨海默病的早期主要表现是忘记近期发生的事情、思维混沌和认知力的衰退，帕金森病早期的主要症状是肌肉僵硬、手抖、动作迟缓。

阿尔茨海默病的患者常常疑神疑鬼，帕金森病患者早期抑郁焦虑多。

早期的帕金森病患者很少会出现痴呆，但也有 30%~40% 的患者在疾病晚期会合并发生痴呆。

诊断为帕金森病后该如何治疗？

帕金森病是不能根治的疾病，但帕金森病和心肌梗死、中风等急症不一样，不会导致直接死亡，所以提倡"早诊断，早治疗，早获益"。过去对于帕金森病的治疗理念是确诊后却并不立即治疗，而是等到病情影响到生活质量，造成行动不便后才开始用药。现在治疗的理念提倡帕金森病一旦确诊，应立即启动治疗。病理生理学、影像学研究验证，帕金森病患者在疾病早期，多巴胺神经元的丢失是非常快的，所以病情进展很快。如果在早期推迟抗帕金森病药物治疗，那么受累的或者受损伤的多巴胺神经元会消失得更严重，所以推迟治疗对于延缓病情进展不利，在目前还不能治愈的情况下，尽早启动帕金森病药物治疗，对提高患者生活质量很有帮助。

帕金森病的治疗强调全程综合管理。其中药物治疗为首选，也是整个治疗过程中的主要治疗手段，无论是新诊帕金森病患者的起始用药还是复诊患者的调整用药都要结合病症特点、疾病严重度、发病年龄、就业情况、药物不良反应等进行"个性化定制"。不少"帕友"在治疗中存在误区：一是担心药物不良反应，不愿服药；二是依从性低，随意改变用药剂量；三是贪图"全面、快速、见效"，盲目用药等，这些不规范的用药行为不利于有效控制患者的症状。手术治疗如脑深部电刺激术则是药物治疗的一种有效补充，同时全程辅以非药物治疗（如运动、康复、心理治疗）等。此外干细胞治疗帕金森病等新的手段也是目前的研究热点。

家有帕金森病患者，该如何照料？

帕金森病早期阶段，家人应鼓励患者独立自主的生活方式及坚持一定的体力活动，主动进行肢体功能锻炼。到底进行什么运动因人而异，可以根据家庭实际情况和个人爱好而定。慢跑、散步、做操、游泳、打球、太极拳等以及任何想得到的、简单而易行的或者是喜欢做的运动都可以。同时要改善家居环境，为患者提供较大的活动空间，如地板防滑处理、安装扶手等。

在帕金森病中晚期，患者运动功能受限逐渐严重，生活不能完全自理，甚至需要长期卧床，此时需要家庭成员或护理人员进行相应的护理，在护理过程中，关键是防止并发症的发生，包括压疮、肺部感染、肌肉挛缩、尿路感染等。此外家属应重视对患者的心理安慰、鼓励、同情和理解。了解并掌握患者的心理状态，针对其心理需求进行心理护理，帮助他们认识疾病的症状表现和性质，告诉患者即使在症状产生后还是可通过积极的治疗和自身的努力来改变，从而改善患者负性情绪，增强信心。此外生活中建议多饮咖啡、绿茶，尝试地中海饮食。

帕金森病能预防吗？

帕金森病不能预防，但如果是帕金森病的高危人群，如快动眼期睡眠行为障碍、帕金森病致病基因携带者等人群，建议养成良好的生活方式，如多饮咖啡、绿茶，坚持运动如慢跑、太极拳，避免摄入农药、重金属以及易导致帕金森病的药物。

（金莉蓉）

胃不好，怎么走路都摇晃了？

李大伯几年前隐隐出现胃部不适，做了个胃镜竟然发现了胃部肿瘤，所幸是早期，做了胃大部切除术后随访下来没有复发或转移。然而最近2个礼拜，李大伯两个脚底板、足趾开始发麻，有时还有火辣辣的烧灼感，这种麻木顺着两条腿逐渐上升到腰，两腿越发没力气，像踩在棉花上，走路也摇摇晃晃，尤其到了晚上更是举步维艰。

李大伯来到神经内科，医生拿着叩诊锤这里敲敲那里敲敲、棉签划划脚底板、音叉放在几个腿关节处振了振，再一问李大伯曾经的胃部病史，让李大伯做了几项检查，最后得出结论：他得了一种维生素 B_{12} 营养吸收障碍引起的疾病——亚急性联合变性（Subacute Combined Degeneration of Spinal cord，SCD）。

李大伯纳闷了，虽说他切过胃，但现在也没有复发，平时吃东西胃口也挺好，怎么就"营养不良"了呢？

维生素 B_{12} 和神经髓鞘

我们的神经细胞由胞体和它伸出的一个个"触角"组成，其中个别比较长的"触角"称之轴突，它的职责就是把信息传递给另一个神经细胞。而轴突外面包裹的结构就是髓鞘，如果把轴突比作电线，那么髓鞘就是包着电线的绝缘层，它可以保证神经信息精准而快速地传递。维生素 B_{12} 就是合成髓鞘的重要一环，如果缺乏，那么髓鞘合成就会出现障碍，进而影响神经功能。

正常人每天需要的维生素 B_{12} 量并不大，为 1~2 微克，它需要和胃底壁细胞分泌的内因子结合，才能在回肠部被人体吸收。尽管李大伯的摄入是够的，但胃大部切除后胃分泌的内因子不足，导致维生素 B_{12} 没法结合并吸收，是致病的罪魁祸首。其他亚急性联合变性的病因包括营养摄入不足、回肠切除、大量酗酒合并萎缩性胃炎、先天性内因子缺乏等。

亚急性联合变性有什么表现？

在这里我们把这个疾病名词拆解来看。"亚急性"指的是起病速度，一般数周内可明显进展；"联合"指的是多个部位的神经联合受到损害，包括脊髓和周围神经；"变性"指的是由于维生素 B_{12} 缺乏，髓鞘合成障碍，导致神经系统变性、功能受损。

亚急性联合变性的脊髓受累以掌管本体感觉的后索和掌管运动的锥体束为主。所谓本体感觉，通俗来说是肢体的位置信息，哪怕闭上眼睛，我们大脑也会知道自己的手脚正在哪个位置，呈哪种姿势。当我们站立或行走时，需要大脑感知肢体的位置，从而下发进一步维持站立或行走的指令。而李大伯的脚踩棉花感觉、走路摇晃正是本体感觉缺失的表现，尤其夜间失去了视觉代偿，走路不稳会更加明显。锥体束的损伤会影响肢体的运动功能，可导致下肢乏力、严重的出现痉挛性截瘫。周围神经的受累主要表现为肢体感觉的异常，例如麻木、刺痛、烧灼感等，多从脚部逐渐延伸到躯干。此外，少数患者还会出现认知障碍、精神症状、抑郁、视觉异常、大小便障碍等。

如何确诊亚急性联合变性？

患者血清维生素 B_{12} 检测可辅助诊断有无缺乏，维生素 B_{12} 吸收试验可判断有无维生素 B_{12} 吸收障碍。部分患者血常规可表现为巨细胞性贫血，是维生素 B_{12} 缺乏对血液系统的影响之一。肌电图、体感诱发电位可观察有无周围神经和本体感觉障碍。脊髓的 MRI 检查（尤其胸段脊髓）可评估脊髓受损的情况，部分患者可出现脊髓后索的"倒 V 字"异常信号。

得了亚急性联合变性怎么办？

一旦诊断亚急性联合变性，应给予大剂量维生素 B_{12} 治疗，由于大部分患者存在吸收障碍，因此建议针剂治疗。在营养神经的同时，加强康复锻炼也至关重要。适当治疗后，绝大多数患者可在半年至 1 年时间内好转，尤其早期接受治疗的患者效果更佳。

（罗雯怡）

综合治疗

药物治疗效果差不要"帕"，
教你帕金森病的其他治疗方法

帕金森病（Parkinson's Disease，PD）是常见的神经变性疾病，主要表现为运动徐缓、震颤和僵直。以 60 岁以上患者居多，但近年来 30~40 岁起病的患者也屡见不鲜。随着人口的老龄化，PD 已经成为危害人类健康的常见疾病之一。

原发性帕金森病患者发病早期一般对左旋多巴类药物（美多巴、息宁等）敏感，开始时小剂量即可取得满意疗效，但是随着病情的进展，药效逐渐减退，控制症状所需的剂量不断增加，药物不良反应随之逐渐明显，药物治疗的"蜜月期"一般在 3~5 年后逐渐褪去。患者每次口服药物后症状缓解的时间越来越短，出现"剂末现象"，有时患者症状出现突然地缓解和加重即"开关现象"，或者不吃药时身体僵硬不能动，服药后就出现难以控制的肢体乱动，即"异动现象"，药物疗效减退及其药物不良反应往往让 PD 患者苦不堪言，严重影响患者的正常生活和工作。

药物疗效减退后的 PD 患者，难道就要坐以待毙吗？科技的发展给这些患者带来了福音，脑深部电刺激术（DBS，俗称脑起搏器）可以在较长时间内有效改善这些患者的症状，提高患者的生活质量。近年来的最新研究表明，对于药物疗效明显减退和出现运动并发症的 PD 患者，适合采用脑深部电刺激术治疗。

发表在世界权威医学杂志《新英格兰医学期刊》上的一项研究发现，采用脑深部电刺激术配合最佳药物治疗（BMT）的帕金森病患者两年后疾病相关的生活质量平均提升了 26%；而仅使用 BMT 治疗的患者反而降低了 1%。在长期运动并发症方面，接受 DBS 疗法的患者生活质量 6 个月时相比基线改善了 20%；而仅接受 BMT 疗法的则没有改善。两年期内，接受了 DBS 和 BMT 疗法的患者 85% 在临床方面有显著改善，而仅接受 BMT 疗法的群组只有 36%。仅接受 BMT 疗法组的患者中 30% 在 24 个月后病情恶化，而接受 DBS 疗法组仅 2% 的患者病情恶化。研究同时也发现，接受 DBS 疗法两年后，有 61% 的患者左旋多巴诱发的并发症得到改善，包括异动症和运动波动；而仅接受 BMT 疗法组有 13% 的患者情况恶化了。

脑深部电刺激术并不复杂，首先将直径 1.3 毫米的电极精确植入脑内相关神经核团，然后通过延伸导线经皮下隧道与埋置于锁骨下皮下的脉冲发生器相连接，脉冲发生器不断地发送微弱电脉冲，刺激相关神经核团，使神经电网络活动恢复平衡，从而达到改善 PD 症状的目的。它具有微创、可调、可逆、安全性较高等优点，尤其适用于药物疗效明显减退和出现运动并发症的帕金森患者，多年的临床应用经验显示 DBS 是这一类患者获得有效治疗的最佳选择。

（胡杰）

No. 1656801

处方笺

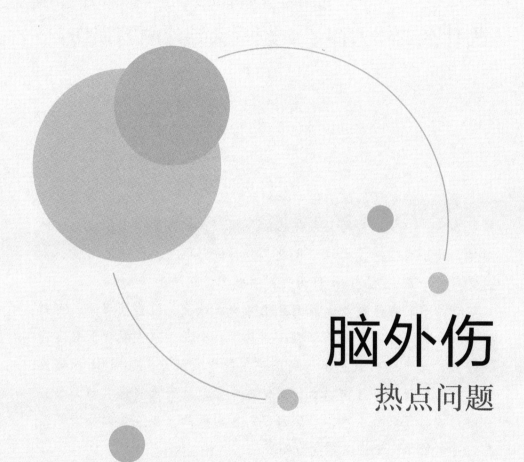

脑外伤
热点问题

医师: ＿＿＿＿＿＿＿＿＿

临床名医的心血之作……

为什么老年人摔了一跤就会导致颅脑损伤？

　　家住上海郊区的陈老伯今年经历了 1 次脑外伤险情。老伯家逢清明冬至，有焚烧锡箔祭拜先祖的习惯。这次冬至，老伯烧锡箔的时候，蹲下去拨一拨火堆，也就几分钟的时间，站起来的时候，人感觉一晕，猝不及防一个仰天摔，后脑勺撞在地上。

　　老伯平时身子硬朗，摔倒后稍微有点头痛，没当回事儿，可是过了一会儿，人就开始不舒服。休息了一会儿，家人发现他有点迷迷糊糊，马上呼叫救护车送到医院急救中心就诊。头部 CT 扫描发现，颅内广泛的脑挫伤出血，病情非常紧急。医生当机立断，争分夺秒地安排了开颅手术，又经过了一段时间的重症监护以及康复治疗，陈老伯才终于得以转危为安。

　　许多朋友可能有疑问，为什么对于小儿来说再普通不过的一次跌跌撞撞，对于老年人却会导致这么严重的后果？

　　这其中主要有 3 个因素。

　　第一，老年人（一般指 65 岁以上人群）的身体机能逐步衰退，运动和反应能力下降。有不少老年人还合并基础疾病，而且容易受药物的影响。因而，在日常生活中，容易意外摔倒。常见的如变换体位、上下楼梯、走湿滑的路面、在卫生间洗澡，甚至乘坐公交车时遇到颠簸，都是老年人容易出现摔倒的时刻。老年人常服的药物中包括阿司匹林、华法林等对凝血功能有影响。遇到外伤的情况下，更容易导致颅内出血。

第二，老年人的脑组织开始萎缩，脑组织和颅骨的间隙增加。摔倒时，由于惯性作用，脑组织和颅骨之间会出现相互的"摩擦"，容易导致脑损伤。此外，脑组织和颅骨之间还有一些小的血管连通，也会在"摩擦"过程中断裂导致出血。

第三，头颅位于人体的最高点。从正常成年人的头顶的高度摔下手机、水果等物体，都会导致严重的损伤。同样，头颅从成人的高度摔到地面的冲击力足以导致严重的损伤。

随着社会人口的老龄化趋势加剧，摔倒导致的颅脑外伤已经是威胁老年人健康的严重问题。最新研究发现，发达国家中，老年人摔倒已经构成颅脑损伤的发病主体。我国的大城市中也有类似的发现。那么，针对这一情况，我们该如何进行预防呢？

首先，要了解并关注药物的不良反应，尤其是对凝血功能有影响，或对平衡和视力有影响的药物。

其次，保持适当运动，维持身体的平衡和运动能力。

第三，日常活动容易滑倒的地方，要预先铺设安全的防撞、防滑地面或墙面，尤其是浴室、厨房等容易湿滑的场所。

第四，穿着合适的鞋具，尤其是有防滑功能的鞋具，是避免摔倒的有效措施。

最后，日常活动的通道保持充分的照明，避免意外跌倒。

有人说人生是一个循环。从幼儿成长时期，走路跌跌撞撞，学习吃饭、穿衣、洗澡等基本生活技能。生命步入老年期，则重新回到走路跌跌撞撞，复习基本生活技能的状态。通过合理细心的措施，降低摔倒的概率，对预防老年颅脑外伤有重要意义。

（杜倬嬰　胡锦）

颅脑损伤后昏迷的患者还会不会醒过来？

小李的父亲因车祸导致颅脑损伤，当时伤情非常严重，好在第一时间送到了医院急救中心，经过医务人员争分夺秒地抢救，保住了生命，病情也逐步平稳。可是，患者目前还是处于昏迷状态。小李非常焦急，他想知道为什么他的父亲会处于昏迷状态，日后是不是还有苏醒的可能。

昏迷，是一种严重的意识障碍。处于昏迷状态的患者，没有任何自主的反应和活动，不能睁眼，也无法被唤醒。重型颅脑损伤是导致患者昏迷的重要原因，因为这些患者通常具有下列因素。

（1）脑干及其他意识中枢受到损伤。

（2）缺血、水肿、颅内压升高弥漫性损伤导致脑功能紊乱。

（3）严重的脑血管受损。

（4）颅脑损伤后诱发的严重全身紊乱状态。

那么这些患者是不是还能够苏醒呢？从昏迷到苏醒，需要经历哪些过程呢？

这主要取决于受伤的严重程度以及并发症和并发症的情况。病情越重的患者，苏醒需要的时间越长，苏醒程度也可能有限，有些可能长期处于昏迷状态。医学上评价损伤严重程度的方法包括以下几种。

（1）临床评估：通过一系列量表，测试患者睁眼、语言、情绪、疼痛、定位、反射等方面的功能，来评价意识状态。

（2）影像评估：通过 CT 以及 MRI 检查，来评估损伤的范围和严重程度。

（3）电生理评估：通过脑电图、诱发电位等手段来评估患者的反应性。

（4）高级功能影像评估：如功能磁共振、PET/CT 检查等手段对脑代谢、血流、对外界的刺激反应等进行评估。

通过综合评估，目前医学上已经能对一部分患者的恢复可能性做大致准确的判断了。而意识状态的恢复，也并不是一步到位，而是可能经过几个不同的意识阶段。

（1）无反应的觉醒状态：也就是通常说的植物人状态。患者能自主睁开眼睛，能做一些动作，如打哈欠、吞咽等，有睡眠—清醒周期，对刺激有不自主的反应，但是仍然没有自主的运动和反应。这一阶段可以持续很长时间，有的患者甚至永久处于这一状态。

（2）微小意识状态：这些患者的意识状态有了一定的进步，已经有明确的遵从指令的动作。但这种反应不是很稳定，随着患者的状态有起伏波动，时有时无。

（3）创伤后记忆受损状态：这一时期的患者已经清醒，能够稳定的遵从指令，也有自主动作。但由于记忆功能严重受损，患者通常很健忘，并且时常出现意识内容混乱、时间空间混乱等表现。这一时期的患者，通过合理的康复，往往都能够得到显著的功能进步。

令人欣慰的是，随着医学的进步，人们对于意识障碍的认识逐步加深，除了常规的康复治疗之外，也已经出现了一些用于促醒的辅助治疗手段如磁刺激（TMS）、脊髓电刺激（SCS）、脑深部电刺激（DBS）等用于经过严格筛选的患者。这些治疗方法虽然还处于探索研究阶段，但已经显示了一定的前景。

（杜倬婴　胡锦）

碰到颅脑损伤的患者应该怎么办?

小王在晨跑的时候偶遇前方骑自行车的人不慎摔倒,头部着地。小王曾经接受过急救培训,因此快步上前,第一时间判断伤情,简单处理并及时呼救。患者很快被送到医院急救中心,经过及时救治,终于转危为安。

头部外伤在生活中比较常见,大多数轻微,仅需密切观察休息,不需要特殊的治疗,然而损伤严重的情况下,有时也能危及生命。

从导致损伤的原因来看,小儿和老人多因为摔倒导致颅脑损伤,而青、中年人多因为交通事故、坠落事故导致损伤。一般而言,人体头部从一米以上的高度不受控制地摔在硬质地面,或者机动车以 30km/h 以上速度撞击行人,即有可能导致严重的颅脑损伤。

对于重型的颅脑损伤,急救从第一现场就开始了。等待急救转运期间,第一时间的正确处置,对于后续的治疗和康复具有重要的意义。简单而有可能救人一命的措施包括以下几方面。

(1)清理口鼻杂物、血迹、分泌物、呕吐物,有助于保持呼吸道通畅,防止误吸。

(2)有活动性出血的部位可予以压迫止血,简单包扎。注意切勿堵塞口、鼻、外耳道，如有渗血渗液，擦拭清除即可。

（3）有穿刺进入颅腔内部的异物，应保持原位，切忌自行拔除。

（4）轻轻将伤者放平，头部处于中间位置，保持自然放松状态。如果现场存在不安全因素（如交通要道、污泥污水、施工环境等），应尽快将患者转移至安全场所。

（5）搬运转移患者，需要注意"轴位"翻身，保持头、颈、躯干直线同步，避免脊髓损伤。理想状态下，应该使用硬质担架。

（6）如果接受过心肺复苏（CPR）培训，在患者昏迷的情况下，可紧急判断心跳、呼吸情况。如有必要，可以实施紧急心肺复苏。

（7）有些患者受伤短暂昏迷后能恢复清醒，这类患者很可能存在进一步加重的可能，不能放松警惕，建议及时就诊。

同时，也应该牢记，颅脑损伤需要专业的急救团队进行救治。如果我们遇到严重的颅脑损伤现场，最重要的永远是第一时间拨打急救电话，快速将伤者转运至神经创伤中心进行救治。

（杜倬婴　胡锦）

什么样的颅脑损伤患者需要手术治疗?

颅脑损伤是外伤中最严重、表现最复杂的类型之一。生活意外、交通事故、战场战斗、自然灾害等情况下，都可发生颅脑损伤。同一种受伤机制下，可导致不通的损伤程度。生活中大多数颅脑损伤都比较轻微，比如脑震荡，不需要特别的治疗，休息观察即可痊愈。而中重型的损伤，伴有意识状态改变，或者神经功能症状的，则需要密切观察监护，必要时进行手术治疗。

有些颅脑损伤患者，精神状态很好，能走能动，但是需要手术；而另一些患者明明很严重，昏迷不醒，却不需要手术治疗。这是为什么呢?

回答这个问题，我们首先要了解颅脑损伤的手术目的:

（1）止血、清创、取出异物、封闭颅腔。

（2）清除颅内血肿。

（3）控制并监测颅内压。

因此，对于不同的损伤类型，医生会根据具体病情作出合理的手术决策。

有些患者，虽然总体伤情较轻，但头皮污损破溃，则需要及时清理创面，避免感染，促进伤口恢复。

另一些患者，如弥漫性轴索损伤，受损的是维持正常功能的颅内传导束，因此病情往往很重，患者可长期处于昏迷状态。但这部分患者大多数没有大量颅内出血和颅高压，因此也往往不需要手术。

其他常见的需要手术治疗的情况有以下几方面。

（1）开放性/穿通性脑损伤：脑组织暴露与外界，需要清创、闭合创面，并取出异物。

（2）颅内出血性病变：如急性硬膜下/外血肿、脑挫裂伤血肿，需要开颅清除血肿。

（3）颅骨凹陷性骨折：显著的凹陷会压迫脑组织，因此需要开颅整复颅骨。

（4）外伤性脑脊液漏：往往是鼻腔、外耳道有清亮的无色液体流出，大部分会自愈，流量大或经久不愈者，需要手术。

（5）弥漫性脑肿胀：多数重型颅脑损伤的患者可出现这种情况，颅内压高于正常。此时，需要手术植入颅内压监测探头，必要时开颅去大骨瓣，以达到降低颅内压的目的。

（杜倬婴　胡锦）

处方笺

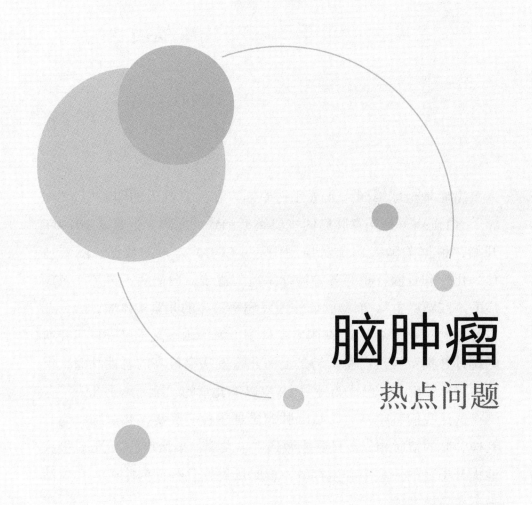

脑肿瘤

热点问题

医师：＿＿＿＿＿＿＿＿＿

临床名医的心血之作……

临床表现

头号"杀手"——儿童脑瘤

癌症是全球第四大儿童死亡原因。在大多数人的印象中,"血癌"(白血病)是儿童肿瘤的主要类型和致死原因。但是从 2014 年开始,根据美国疾病预防控制中心(CDC)公布的数据:随着放疗、化疗和骨髓移植等各种治疗手段的进步,白血病不再是儿童癌症的"江湖霸主"。而脑肿瘤作为发病率最高的儿童实体瘤,成为儿童肿瘤的头号"杀手"。在国内,根据上海华山医院神经外科研究所的统计数据:虽然白血病仍是上海儿童发病率最高的恶性肿瘤,但脑瘤因死亡率高,已成为针对 12 岁以下儿童的"第一杀手"。

这让我们不得不对儿童脑肿瘤更加重视。其实,儿童脑肿瘤和其他肿瘤的特质相似,只要能做到"早发现,早治疗",是可以极大地提升患者的治愈率和生存率。但是脑肿瘤往往起病隐匿,在生活中不容易被发现。

危险信号:脑肿瘤离我们有多远?

1. 持续"无原因"的头痛

脑肿瘤颅内压力增高所致,这种头痛多数呈现出慢性病程,可能持续数月甚至数年。

2. 频繁呕吐

脑肿瘤引起的呕吐为喷射性，和吃坏肚子或者消化不良没有关系。喷射性呕吐后头痛可以暂时缓解。

3. 性早熟或者生长发育迟缓

这是因为脑肿瘤的压迫或者侵袭影响了儿童的内分泌情况。

4. 视力下降、重影或者眼球不能上视

肿瘤压迫视神经可引起视力下降，压迫动眼神经和外展神经可以引起复视（视物重影）、眼睑下垂，病情进一步进展可能出现双侧眼球内斜视，俗称"对眼"或"斗鸡眼"。有些患儿渐渐出现眼球不能往上看，预示着脑内松果体区存在肿瘤。

5. 走路不稳

走路东倒西歪，严重者可站不住、坐不稳。这预示着脑肿瘤位于主管躯体平衡功能的小脑或者脑干。

6. 头颅增大

"大头娃娃"表现，可能是患脑肿瘤引起，因为儿童的颅骨前后囟门并未闭合，脑肿瘤或者脑积水会使头颅不断增大。

7. 多饮多尿

表现为患儿特别爱喝水，小便特别频繁并且量多。这可能是因为脑肿瘤引起的"中枢性尿崩症"。

8. 癫痫

表现为两眼上翻，口吐白沫，四肢抽搐等。

如果出现一个以上的上述症状，请及早到医院就诊。

儿童脑肿瘤的分类

儿童脑肿瘤种类繁多，根据肿瘤性质可以分为恶性脑肿瘤和良性脑肿瘤。良性肿瘤一般很容易治愈，如果手术切除干净一般不会复发。恶性脑肿瘤又称为脑癌，其治愈率较低，即使通过脑肿瘤手

术切除，也有复发或进展的可能。根据脑肿瘤的生长部位可以分为松果体区肿瘤、鞍区肿瘤、桥小脑角肿瘤、大脑半球肿瘤等，这些是根据肿瘤生长在脑内的具体部位而命名的。根据肿瘤的病理性质不同，可以将其分为胶质瘤、髓母细胞瘤、颅咽管瘤等。

如何预防脑肿瘤的发生？

1. 避免辐射

肿瘤的本质是体内正常的基因突变成肿瘤基因，而辐射就是造成基因突变的原因之一。儿童的头皮、颅骨都比较薄弱和娇嫩，更容易受到辐射的伤害。电离辐射是世界卫生组织公布的一类致癌物，一定要远离，比如核工业燃料、医用 X 射线、CT、夜光手表、工业部门的射线发射器、电子显微镜、高压电子管、彩电显像管等。

非电离辐射，比如手机辐射，在是否导致脑瘤上尚有争议，但的确有不少文献报道手机辐射导致脑肿瘤的情况，所以建议尽量减少儿童使用手机的时间。

2. 远离有毒有害物质

有毒有害物质也可能会通过基因突变导致脑肿瘤的发生，比如化工厂、电池厂、核工业的工业废料。

3. 避免滥用药物

孕期或者宝宝出生后滥用药物都可能导致严重的后果，比如抗生素和激素类药物的滥用，都有可能导致脑肿瘤。所以一定要在医生的建议下合理用药。

4. 全面合理营养，避免使用激素

孩子的成长需要全面合理的营养。全面营养的目的是避免营养物质的不均衡摄入，因为营养不均衡也是肿瘤发生的原因之一。必需的营养物质，包括蛋白质、脂肪、糖、水、维生素、微量元素等都要摄入，并且要符合生长发育需要的比例。要让孩子从小适应各种不同的营养成分，不要养成挑食、偏食的习惯，避免给小儿吃油炸、垃圾食品等，这样会不利于孩子正常进食。

合理营养的目的是避免过度营养，特别是摄入含有激素的食物（比如含有激素的保健品或者注射激素长大的鸡、鸭、鱼等食品），导致体内内分泌失调也可能引起脑肿瘤。

5. 积极锻炼提升免疫力

人体的正常免疫力可以有效对抗肿瘤。提升免疫力的前提第一是均衡营养，第二是积极锻炼身体。儿童及青少年应该积极参加适合自己的体育锻炼活动，推荐跑步、跳操、游泳等有氧运动，提升免疫力的同时也使大脑更健康。

（黄翔）

脑瘤的警告信号，你读懂了吗？

究竟什么是脑瘤？

脑瘤其实是一种俗称，它的全名应该叫颅脑肿瘤，分为原发性和转移性两种。原发性脑肿瘤起源于脑组织本身，常见的有脑膜瘤、神经胶质瘤、垂体瘤等；转移性脑瘤是指起源于身体其他部位，如乳房或肺，后经扩散到大脑里的肿瘤。据估计，中国每年新发脑瘤病例超过 7.6 万例，约占全世界发病数的 1/4 以上。由于发生部位的特殊性，脑瘤可直接造成患者生理或情感认知功能的障碍，导致社会和家庭的巨大负担，被认为是最可怕的肿瘤之一。

哪些危险因素容易诱发脑瘤？

最初，肿瘤细胞和其他健康细胞一样，每天为了身体的正常运转而勤奋工作，但是，总会有一些外来因素刺激和诱惑肿瘤细胞，比如：不期而至的病毒感染，杀虫剂、石油和橡胶产品的长期接触，家族遗传，看不见、摸不着却无处不在的电磁场、X 射线等电离辐射，腌肉、香烟中的 N– 亚硝基化合物等。不过，存在以上危险因素并不意味着一定会患上脑瘤，只是发生的概率相较于其他人增加。也就是说，没有接触已知危险因素的人也可能会患上此病。

脑瘤来临前有哪些"预警信号"？

大脑作为人体的"司令部"，指挥着全身各个器官的运作，一旦出现异常，"司令部"会以各种形式发出"警报"，比如出现身体疼痛、瘫痪、言语障碍等症状。以下 10 个信号，不妨自测，有助于脑瘤的早发现、早治疗。

（1）幻嗅：长时间闻到一些难闻的气味，比如浓烈刺激的药物气味。

（2）呕吐：多为喷射状呕吐，不伴有腹痛、腹泻等症状，且与患者的饮食无关。

（3）头痛：大部分脑瘤的前兆是头痛，这种疼痛一般发生在夜间和清晨，尤以晨起痛感最明显。患者可在咳嗽、打喷嚏、排便时头痛症状加重。

（4）视力障碍：有些患者表现为视力下降、视野缺损，即视力范围变小，眼前好像有布帘遮住一样。有些患者表现为复视，即两眼成像不能重叠一起，看任何物体都呈双影。

（5）耳鸣或耳聋：若无中耳炎等病史，仅有一侧耳朵出现听力减退，同时伴有不同程度的耳鸣，很有可能是脑瘤压迫听觉神经系统所致。

（6）性格或精神改变：若脑瘤位于大脑前部额叶，则很有可能会破坏额叶的精神活动，继而引发一系列精神异常现象，比如兴奋、躁动、忧郁、遗忘等。

（7）言语障碍：若脑瘤位于大脑语言中枢区域，则很可能丧失语言表达能力或不能理解语言，比如说不出话，听不懂话。

（8）癫痫发作：脑瘤本身或脑瘤导致的脑水肿，会刺激神经细胞异常放电，导致局部肢体或全身抽搐。若无其他外伤因素的影响，首先应考虑脑瘤。

（9）半身不遂：主要包括两种情况，一种是半身无力或偏瘫，表现为患者的一侧肢体只能少动或不动；另一种是一侧肢体共济失调，表现为患者的肢体动作笨拙或不稳。

（10）内分泌紊乱：女性脑瘤患者可出现月经失调、不孕等内分泌紊乱征兆。男性患者则可能出现性功能障碍，主要表现为性欲减退、阳痿等。

对于早期症状，大家一定不要疏忽大意，因为这很有可能是脑瘤在"捣鬼"。要想降低其危险性，必须全面了解脑瘤的"预警信号"，切实做到防患于未然。在此提醒大家，如果出现上述症状，请及时到医院检查。

得了脑瘤应如何治疗？

手术、放疗、化疗是以往常规认知中脑瘤治疗的"三大件"，但无论哪种，在临床中表现出来的效果都仿佛遇到了瓶颈。因此，新治疗方式的探索成为当务之急。随着脑瘤领域研究不断深入，电场、靶向以及免疫治疗在临床中表现出良好效果并成为重点研究方向，其中电场治疗相较于其他治疗手段，不仅可以延长胶质母细胞瘤患者总生存时间，还能显著改善患者生活质量，使其回归正常生活。正因如此，电场治疗成为胶质母细胞瘤标准治疗方案之一。希望在未来，伴随着更多治疗手段的运用和突破，越来越多的患者可以战胜"肿瘤君"，打赢这场攻坚战，获得更长的生存时间。

（宋昆　秦智勇）

手机辐射和脑肿瘤有关系吗?

手机电磁辐射对人体有危害的说法已是人所共知,而手机辐射对人体的危害程度到底有多大,一直是科学家孜孜探寻的方向。其中,一度流行的"手机致脑癌说"在科学界引起了较大争议。美国民主党参议员、前总统肯尼迪唯一一个算得上长寿的弟弟爱德华·肯尼迪,2009年8月因脑癌去世,他的医生提出疑问:爱德华·肯尼迪在政务活动中过于频繁地使用手机,是导致脑癌的一大因素。"手机致脑癌说"由此更是被推向争议的峰顶。

关于手机辐射与脑瘤关系的大型研究

目前的最重要和全面的数据主要来自两方面,一是哈德尔(Hardell)研究小组的研究,另一个是国际癌症研究署的项目。Interphone项目是迄今最大型的病例对照研究,2000年开始启动,由来自13个国家的48位研究人员合作完成,历经11年,耗资2400万美元。该项目调查了手机使用对两种最常见的脑肿瘤:胶质瘤和脑膜瘤的潜在影响,共对14000名受访对象进行了跟踪研究,包括2765名胶质瘤患者、2425名脑膜瘤患者,及胶质瘤组的2708例对照和脑膜瘤的2409例对照。该研究涉及的病例之多、跟踪的时间之长,均为同类研究之最。

手机为可能致癌剂

2011年5月31日，国际癌症研究署（IARC）将射频电磁场规定为人类可能致癌剂（Group 2B）。这一推论主要是基于Interphone研究，这项研究发现最高级别的重度使用者（30min/d，持续10年）患瘤风险增加，但是较低的暴露不增加风险。

人脑如何吸收手机辐射？

手机发射的电磁波，与自然界的可见光、医疗用的X射线，以及微波炉所产生的微波都属于无线电磁波，只是频率不同而已。手机通信一般采用特高频（VHF）和超高频（uHF）频段，频率在数百MHz到几个GHz。高频电磁辐射是遵循电磁辐射理论的，其辐射能量以电磁波的形式存在，它的传播不需要物质媒介，可以在真空中进行。并且，位于电波传播空间中的任何物体都会对其施加或大或小的影响（例如山川、河流、树木、建筑物等地形地物，降雨、降雪等气候条件，以及终端移动速度和用户使用方式等手机状态）。手机的发射天线距离人体的头部很近，仅2~5厘米，手机天线辐射直接作用于人脑部，人体处于近区辐射场之中，辐射与耦合、直接波与反射波、吸收与折射等作用极其复杂，形成人体邻近效应。人体的头部近似为一个吸收介质的椭球体（其长轴约一个波长），它吸收和散射手机天线发出的电磁披，产生射频电阻损耗，所以如果头部靠近天线，人体和导电机壳上会感应出电流，电流的耗散将改变原来的辐射图案形状，即收变了天线的辐射特性。人体的这种邻近效应会劣化天线的辐射效率。为此，在设计手机天线时，必须考虑并利用人体邻近效应。这表明，用户已经充当了手机设备的天线部件。一项研究表明，手机辐射时有一半被人体吸收了，其中有四分之一被人脑吸收了。

手机电磁辐射对于儿童的影响可能会更大

根据 2009 和 2010 年公布的调查结果显示，美国 2004 年青少年手机使用的比例是 45%，此后，手机使用比例稳步提高，2006 年为 63%，2008 年为 71%，2010 年为 75%。由于儿童颅骨更薄，头颅更小，大脑导电性更高，且正处于发育过程中，所以手机电磁辐射对于儿童的影响可能会更大。但是关于手机对儿童脑瘤的影响目前研究还比较少。2011 年，一个包含丹麦、瑞典、挪威和瑞士四国多中心的研究显示，在 7~19 岁青少年参与者中，并没有发现手机使用可以导致脑癌发病率升高。

手机可能和低级别胶质瘤相关

既往研究提示手机使用与胶质瘤患病之间有统计学关联，并且有可能存在剂量反应关系。但是各研究之间异质性较大，所以其结果仅供参考。而低级别胶质瘤各研究间同质性良好，提示手机使用提高低级别胶质瘤患病风险，长期使用风险明显增加。对高级别胶质瘤则尚无证据证明其与手机使用相关。这种现象主要是由低级别胶质瘤与高级别胶质瘤本身的生物学差异所决定的。低级别胶质瘤为 WHO Ⅱ 级肿瘤，潜伏期长，呈慢性进展，更容易受到手机辐射这类可能的慢性致癌剂影响，并且其受影响病例也更容易被捕捉到。而高级别胶质瘤包括 WHO Ⅲ 级以及 Ⅳ 级的肿瘤。其中Ⅳ级中有原发性胶母和继发性胶母两种，相对于低级别胶质瘤，它们发病潜伏期普遍较短，虽然继发性胶母多继发于低级别胶质瘤或 WHO Ⅲ 级的胶质瘤。而原发性胶母则进展迅速，病程较短，潜伏期短，上述因素可能影响高级别胶质瘤与手机关系的分析。

（龚小家）

头痛会不会是得了脑瘤?

　　李先生是一家上市公司的高管，近半年来一直被头痛所困扰。刚开始以为是工作压力太大或者"感冒了"，因为工作太忙，没去看病，渐渐地李先生出现了行走乏力的症状，时不时还有嘴角抽搐。在家人的催促下去医院看病，竟然被诊断为"脑瘤"!

　　张女士是一名全职太太，这一周以来头痛很厉害，特别是在家看了电影《送你一朵小红花》之后，对比电影主人公的症状越发怀疑自己就是得了脑瘤!搞得夜夜失眠流泪，却害怕去医院检查。这样一来头痛愈发严重了，别说做家务，连饭都难以下咽。在家人的劝说下最终去医院检查，磁共振检查完全正常，没有发现任何脑瘤。张女士长舒了一口气，终于解脱了，那头痛竟也神奇般消失了。

　　脑肿瘤专科门诊经常会收到患者焦急的询问:"我头痛好几天了，不会是脑瘤吧?"

　　的确，许多人都知道脑瘤的一大症状就是头痛。本来科学普及这点是好事，但也让一些人一旦头痛就怀疑自己是脑瘤，整天惶恐不安，茶饭不思，进入"越是紧张就越是头痛"的恶性循环。

　　脑瘤的确会引起头痛，但头痛的原因却并不一定是脑瘤。

头痛的原因有很多，工作压力大、发烧、普通感冒、头部外伤、高血压等都可能会引起头痛。头痛是非常常见的症状，而脑肿瘤在人群中的发病率是十万分之一左右。所以，单纯因为脑瘤而头痛的比例，可以用"万分之一"来形容。仅仅因为头痛就跟脑瘤联系起来，未免有点多虑了。

那么，脑瘤的头痛有什么特点呢？怎样区分"脑瘤的头痛"和"一般的头痛"？

第一，头痛的时间。

在时间分布上，脑瘤的头痛会表现为清晨或者夜间入睡时更痛，白天工作活动时会减轻。而一般的头痛和一天的时间分布并没有什么关系。

因为脑瘤大多数属于慢性病。脑瘤头痛的本质是随着脑瘤的生长，挤占了头颅内有限的空间，增加了头颅内的内容物和压力，引起了头痛。所以又名"颅高压头痛"。脑瘤的头痛也表现为慢性的特点，往往痛几个月都没有缓解，甚至越来越重。事实上，这类头痛是大脑遇到危险报警的信号。而一般的头痛大多数属于急性病，来得快，去得也快，一般几天或1周左右就消失了。

第二，头痛和体位的关系。

脑瘤的头痛和患者的体位变化也有一定关系。一般来说，躺下会加重头痛，而坐起来或者站起来可以减轻头痛。这都是因为体位的改变影响了颅内压力。而一般的头痛和患者体位的改变并没有太大关系。

第三，伴随头痛的其他症状。

脑瘤引起的颅高压头痛除了头痛之外还会有恶心的感觉，甚至会有喷射性的呕吐，这是重要的鉴别信号。

此外，脑瘤在颅内还有"占位效应"，这代表它不仅会引起头痛，还能损害大脑的功能，因此会引起除了头痛以外的其他症状。

比如，大脑半球的肿瘤除了头痛以外，还可能会发生癫痫（肢体抽搐，口吐白沫，两眼上翻），言语障碍，反应迟钝甚至四肢的麻木、乏力等。

垂体瘤除了头痛，还可能会出现性功能障碍，月经失调，不孕不育，甚至视力下降等。

听神经瘤除了头痛，还会引起听力下降，耳鸣，面瘫，走路不稳等症状。

大脑松果体区肿瘤除了头痛还能引起儿童发育迟缓或者性早熟，两眼无法往上看等。

如果头痛还伴有上述症状，一定要及早到医院就诊。

第四，止痛药效果不佳。

目前市面上出售的止痛药大多数属于解热镇痛药物，对于发热感冒引起的头痛非常有效。对于工作压力大、疲劳引起的头痛也有效果。但是脑瘤的头痛是颅内压力增高导致的。止痛药属于治标不治本。所以，脑瘤的头痛服用止痛药物通常不会有明显缓解，或者刚开始几天有效，然后逐渐无效。一般来说，如果头痛服用止痛药物超过一周没有缓解，一定要到医院进行进一步检查。

如果头痛符合上述四个脑瘤特点中的一个，就应该怀疑脑瘤。但是也不要惊慌，因为"怀疑脑瘤"和"确诊脑瘤"之间还有很大的距离。大多数"怀疑脑瘤"的人最后都排除了脑瘤。

如果怀疑脑瘤，建议立即去正规医院就诊，不要讳疾忌医，一拖再拖，最终耽误了诊断和治疗。

神经科医生会进行详尽的查体，判断是否有神经功能损害的表现，然后进行针对性的仪器检查。最普遍的办法是做头颅的核磁共振扫描，可以把大多数大脑内部的病变区分出来。

（黄翔）

"肾虚"竟是脑瘤作怪？当心颅内听神经瘤

耳鸣、听力下降、头晕、头痛，当患者遇到这些症状时，可能想到的是去中医科、五官科、神经内科就诊，但是这些症状的背后可能潜伏着另一个罪魁祸首——颅内听神经瘤。

56岁的老王耳鸣五六年了，被当作"肾虚"治疗了几年，耳鸣略有好转后却慢慢出现耳背，听不清别人说话。吃了许多药后还是不见好转。渐渐的，竟然走路也走不稳了，有时走着走着竟感到天旋地转，容易跌倒。到了夜里，还常常感到头晕头痛。后来老王到医院就诊，在医生的建议下做了头部磁共振检查。终于真相大白——老王脑子里长了听神经瘤！逐渐长大压迫神经才出现了上述症状。老王瞬间慌乱了，不是一直说我肾虚肾亏吗？怎么得脑瘤了？得了脑瘤我可怎么办才好？

听神经瘤是一种良性的颅内肿瘤，但老王的肿瘤太大了，压迫小脑、脑干。老王听从了医生的建议，接受了手术治疗，最终在微侵袭神经外科技术的帮助下，肿瘤被完全切除，术后老王的神经功能恢复良好，又过上了健康的生活。

听神经瘤怎么会引起耳鸣、听力下降、面瘫、头晕、头痛、走路不稳这些症状呢？这些看似没有关系的症状怎么就联系在一起了呢？

一切都要从听神经这根不简单的神经说起。实际上，听神经并不是一根神经，而是由三根神经组成的混合神经。分别是前庭上神经、前庭下神经和耳蜗神经。作为起源于听神经的肿瘤，听神经瘤在诞生之初就开始刺激主管听力的耳蜗神经，出现刺激症状如耳鸣。肿瘤逐渐长大，开始压迫耳蜗神经，慢慢就出现了听力下降。前庭神经主管身体的平衡，肿瘤压迫前庭神经就会出现前庭神经功能障碍，患者往往感到头晕目眩，身体失去平衡。听神经和面神经是邻居，肿瘤压迫面神经，引起面瘫症状。肿瘤如果进一步长大，就开始压迫小脑、脑干，患者出现走路不稳的症状。大肿瘤的体积充满颅腔，导致颅内压力增高，引起患者头痛、呕吐（颅内压增高症状）。

怀疑患上了听神经瘤，需要做哪些检查？

听神经瘤起病隐匿，早期症状容易被忽视，待发现时往往已经成为大型肿瘤，容易耽误治疗。如果你有耳鸣并伴有一侧的听力下降，在五官科一直看不好或者查不出明确的原因，需要考虑听神经瘤。

如果在上述症状的基础上又出现了头昏、眩晕（感到天旋地转）、面部麻木或者面部歪斜、走路不稳等，需要及早去医院检查排除听神经瘤。医院检查主要包括以下两个方面。

（1）听力检查：包括纯音听力检查和语言辨别率测定等，对判断患者听力障碍的严重程度及性质具有较大参考价值。

（2）影像学检查：头部磁共振检查是发现听神经瘤最理想的方法，可清晰显示肿瘤的大小、位置以及周边血管神经的关系。头部CT检查可以评估肿瘤对颅骨的破坏程度，有利于外科医生选择手术策略。

得了听神经瘤，应该如何治疗？

听神经瘤是良性肿瘤，治疗原则首选手术治疗，手术可以尽可能安全、彻底地切除肿瘤，避免周围组织的损伤，多数学者认为肿瘤全切除后患者可获得根治。目前显微镜结合神经内镜下切除听神经瘤的微侵袭神经外科手术是切除听神经瘤最先进的治疗方法。显微镜和内镜为手术提供了宽阔和清晰的视野，不仅能够将肿瘤斩草除根，还尽可能地保护了颅神经的功能，提高术后生活质量。

随着伽马刀、射波刀等立体定向放射外科技术的临床应用和普及，部分小型听神经瘤（直径小于 2.5 厘米）和大型听神经瘤术后残留者还可以使用伽马刀或射波刀治疗，在肿瘤控制和神经功能保留等方面获得满意疗效。因此如患者在年龄较大、有系统性严重疾患或肿瘤巨大、与脑干

射波刀（视频）

粘连紧密等情况下，不应强求肿瘤的全切除，可退而求其次做肿瘤次全切除或囊内切除，残余的肿瘤用伽马刀照射。随着显微解剖和显微外科手术技术和方法的不断发展，以及术中神经监护技术的应用，听神经瘤的手术全切除率和面、听神经的保留率均显著提高。因此在选择手术切除还是伽马刀治疗等问题上可以请医疗团队结合患者实际情况综合考虑，谨慎选择，为患者制订个体化的治疗方案。

（黄翔）

婚后不育，难道和脑子有关？

　　陈医生的门诊最近碰到了两个患者：第一位是 31 岁的李女士，结婚 8 年，在没有避孕的情况下却始终无法怀孕。最近家中老人又一次催着夫妻俩生孩子，于是李女士想去医院查一查。经过仔细询问后发现，李女士结婚后就一直月经不规律，有时候甚至半年才会来 1 次，挤压乳房偶尔会出现乳汁分泌。进一步检查发现，李女士的血催乳素水平显著升高，鞍区磁共振检查也发现脑垂体上长了 1 个肿瘤。另一位是 32 岁的张先生，婚后一直想要小孩的他，却有一个让他苦恼不已的"男题"——"小弟弟"硬度不够，甚至不能完成性生活。起初认为是工作压力太大导致的，经过一段时间的休息也一直未有起色。经过检查发现，张先生体内的雄激素水平低下，而催乳素水平显著高于正常人，磁共振也显示张先生得了垂体瘤。

　　张先生和李女士，一个以性功能障碍为主要表现，一个以月经不调、不孕为主要表现，他们都是生了同一个毛病——催乳素垂体腺瘤。

什么是催乳素瘤，它有什么表现？

催乳素瘤是一种生长在垂体上的良性肿瘤，可通过异常分泌过多的催乳素而导致患者出现一系列症状。催乳素水平升高，可以抑制垂体分泌促性腺激素，从而影响卵巢和睾丸合成性激素。女性患者主要表现为月经不调或闭经、泌乳、不孕。男性患者可出现性功能障碍，如勃起功能障碍、性欲下降甚至缺乏、不育，同时可出现乳房发育、喉结变小、胡须或腋毛脱落、皮肤变细腻等表现。肿瘤体积较大时，还可压迫视神经，出现头痛、视力下降等症状。

催乳素高，一定是得了垂体瘤吗？

临床上，引起高催乳素血症的原因分为生理性、药物性和病理性。生理性因素如女性怀孕、哺乳期，强体力运动、应激、创伤、睡眠不佳等均可引起催乳素升高。可引起催乳素水平升高的药物有：雌激素及避孕药；精神类药物（如抗精神病药、抗抑郁药、抗癫痫药等）；多潘立酮、西沙比利等胃肠动力药；维拉帕米、甲基多巴等心血管药。病理性因素最常见的是催乳素垂体腺瘤，其他包括原发性甲状腺功能减退症、严重肝肾功能不全、多囊卵巢综合征、其他类型垂体腺瘤、垂体炎及鞍区其他肿瘤等。由此可见，催乳素垂体腺瘤是引起催乳素增高的原因之一，但不能说催乳素增高等于催乳素垂体腺瘤。

发现催乳素升高该怎么办？

临床上，若发现催乳素 > 50 纳克 / 毫升时，应该做鞍区 MRI 检查排查垂体瘤。一般来讲催乳素水平越高，催乳素垂体腺瘤可能性越大。根据患者年龄、性别、肿瘤大小及需求，医生会建议使用药物（如溴隐亭和卡麦角林）治疗或手术治疗。

（何文强　刘文娟）

视力下降怪手机？当心是脑垂体瘤

李先生从前是个"手机控"，从早到晚机不离手，平时没事就喜欢玩微信，看视频。大概 1 年前，李先生自觉双眼视力下降，一直以为是玩手机导致的，并未在意。后来视力模糊越来越严重，"戒"手机或者佩戴眼镜后，视力都没有改善。最终李先生在家人的陪同下，到医院检查后发现，原来病因不在眼睛，而是脑子里长了个垂体瘤！进行微创手术切除肿瘤后，李先生的视力得到了显著的改善。

什么是垂体瘤？为什么会导致视力下降？

垂体瘤是生长在垂体上的一种良性肿瘤，位于大脑底部。垂体瘤患病率约为20%，即每100个人中有20个人可能患有垂体瘤。不过，大部分垂体瘤都是体积微小的无功能性垂体瘤，不会引起身体的不适，所以很多人可能终身都不会发现自己有垂体瘤。根据肿瘤能否产生激素，可将垂体瘤分为功能性垂体瘤和无功能性垂体瘤两大类。无功能性肿瘤主要通过压迫周围结构（如正常垂体、视神经、海绵窦、下丘脑等）引起相应的功能障碍；功能性肿瘤除压迫周围组织外，还可分泌相应类型的激素，进一步对人体造成伤害。

垂体瘤位于视神经和视交叉的下方，肿瘤向上生长可直接压迫视神经和视交叉，导致患者出现视力下降、视野缺损，严重者甚至失明。肿瘤长期压迫还可影响视神经的血液循环，导致视神经萎缩。正常人的视野是敞开的，而垂体瘤造成的视野缺损有特点可循，常表现为双眼颞侧视野缺损，即双眼看不到外侧的部分，患者行走时常常会撞到旁边的人或物。如果未及时治疗，视野缺损可继续扩大以致全盲。

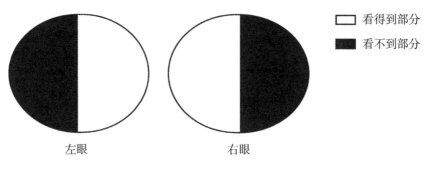

图 48　双颞侧偏盲示意图

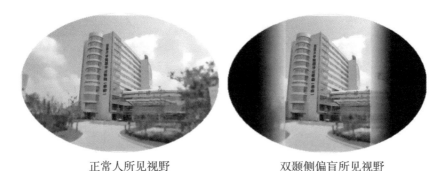

图 49　视野缺损效果模拟图

得了垂体瘤该怎么办？

垂体瘤具有多种分型，其治疗方式不尽相同，一定要到正规的医院接受诊治。首先需要完善内分泌激素化验及垂体磁共振（MRI）增强检查，医生可以根据结果初步判定肿瘤类型。然后根据患者年龄、症状、治疗需求等实行个体化治疗。一般而言，患者出现视力下降时，肿瘤通常体积较大，建议首选手术治疗。95%以上的垂体瘤可通过微创经鼻手术切除，解除对视神经的压迫后，患者视力通常会有改善。手术后仍需复查视力、视野、垂体激素水平和MRI。对有视野缺损的患者，建议在视野完全恢复正常后，才能驾驶汽车。

（何文强　陈政源）

经期紊乱、溢乳、总是长痘痘，
催乳素升高怎么办？

问题 1　医生，我几个月没来月经了，还有点溢乳，会不会内分泌出了问题？

问题 2　医生，我上次验血查了催乳素偏高，昨天复查了一次正常了，怎么会不一样呢？

催乳素是脑垂体分泌的一种激素，主要生理作用是诱导维持泌乳，哺乳期必需，血清催乳素水平持续高于正常值的状态称为高催乳素血症。

育龄期女性出现月经紊乱、闭经、溢乳、不孕等，男性出现性功能减退、不育等，要小心高催乳素血症。催乳素呈脉冲分泌，一般上午 9~12 点为最低值，夜间睡眠后呈现高峰。所以建议大家上午抽血，抽血前不要剧烈运动，注意静坐半小时。

问题 3　医生，我脸上总是长痘痘，在皮肤科查了激素，发现催乳素有点高，这个有问题吗？月经都挺正常的。

问题 4　医生，我在吃一些调节情绪的药物，最近查出来催乳素很高，说要来内分泌科看看。

有多种原因会导致高催乳素血症。

（1）女性怀孕或哺乳期、运动、创伤、睡眠不佳等会引起催乳素水平升高，属于正常生理现象；

（2）很多药物也会引起催乳素升高，比如一些精神类药物（如抗精神病药、抗抑郁药、抗癫痫药等）、促胃肠动力药物（如多潘立酮片）、雌激素及避孕药等也会引起高催乳素血症，停用此类药物后催乳素就会降至正常。

（3）病理性因素中最常见的为垂体催乳素瘤。其他还包括原发性甲状腺功能减退症、空蝶鞍综合征、多囊卵巢综合征、下丘脑疾病（如颅咽管瘤）、其他类型垂体瘤等；还有一小部分通过详细排查找不到原因，称为特发性高催乳素血症。

由于催乳素升高有多种原因，所以，如果出现了催乳素升高，需要到专业的内分泌科门诊进行详细的询问和检查。

问题5　医生，我因头痛去检查，拍了片子，确诊是垂体瘤，查了激素显示催乳素很高，这可怎么办？

垂体瘤一般属于良性肿瘤，不必惊慌。根据病情，医生会建议使用药物（如溴隐亭和卡麦角林）治疗或手术治疗。

问题6　医生，我有催乳素瘤，现在怀孕了还能吃药吗？对小孩有没有影响？

问题7　医生，怀孕了以后还要查催乳素吗？我生完小孩可以喂奶吗？

对于肿瘤体积较小的女性催乳素瘤患者，在催乳素水平降至正常、月经恢复规律后可考虑怀孕；而对于侵犯鞍外的大腺瘤患者，建议催乳素降至正常范围且肿瘤体积缩小后再考虑怀孕。

催乳素瘤患者发现怀孕后可咨询妇产科医生，国内一般推荐微腺瘤患者怀孕12周后停药，也可在妇产科医生指导下在保证孕激素水平下停药；对于大腺瘤患者则推荐全程用药。溴隐亭对胎儿的安全性较高，妊娠期使用溴隐亭并不会导致流产和胎儿畸形。

正常女性怀孕后催乳素水平也会逐渐升高，所以催乳素瘤患者怀孕后不需要复查催乳素水平。如果出现头痛、视力下降、视野改变，建议立即就诊。对有意愿哺乳的患者一般推荐结束哺乳后再复查催乳素指标。

（季立津　鹿斌）

脸大脸圆，瘦不下来的肚子，可能不仅仅是发福

今年 7 月，患"库欣病"的小石在家收到入院通知，满怀希望地赶赴上海住院，却在进高铁站时因为"冒用别人的身份证"让人脸识别机器和负责任的警察叔叔当场给"扣"了下来！没有人相信，眼前这个"像是被吹了气的皮球"一样的胖汉就是身份证上那个斯文清瘦的小伙子！不得已，小石只能打电话给医生"求救"。

"医生，你能不能帮帮忙，帮我和高铁站的警察解释一下，我没有冒用别人的身份证，身份证上的这个人确实是我自己啊！"

听了医生的证明后，警察叔叔总算同意放行。但还是奇怪：到底是什么病，让一个 36 岁的小伙子"面目全非"？

医生说，问题出在大脑里！

原来，小石的脑袋里长了一个促肾上腺皮质激素（ACTH）型垂体瘤，它位于大脑底部正中央，肿瘤会异常分泌过多的 ACTH，导致血液中皮质醇水平升高，从而导致小石的外貌发生了巨大的变化。

库欣病都有哪些症状?

库欣病引起的症状很多，典型的包括向心性肥胖、水牛背、满月脸、月经紊乱、痤疮以及经久不愈的感染等。

向心性肥胖指的是脸部和躯干部分（胸、腹部）会明显发胖，而四肢未见明显发胖，反而会出现变细，通俗来讲，就是圆脸、大肚子、小细腿。

水牛背指的是患者肩部的脂肪特别厚，高高隆起，如同水牛的肩膀一样。

满月脸指的是脸部发胖、变宽、水肿，由于皮肤变薄，皮下毛细血管扩张，可见到面部红润，甚至有皮色发紫的现象，类似满月，面部可有多发痤疮。

除以上症状外，患者还容易并发高血压、糖尿病、肾结石、骨质疏松等，也常因低钾血症而出现下肢无力，行走困难。库欣病患者脾气容易变得暴躁，易怒易哭，情绪波动快。女性患者还可有月经紊乱，甚至有不孕的表现。

得了库欣病该怎么办?

若发现类似库欣病的症状，建议至医院的内分泌科就诊。首先需要进行一些内分泌激素化验，确定体内存在过多的皮质醇；其次还需要完善垂体磁共振和肾上腺 CT 等检查，查找皮质醇增多的原因。对于明确诊断的库欣病患者，手术是治疗的首选方案，目前最常用的就是内镜经鼻切除垂体瘤手术。在手术不适宜的情况下，可进行立体定向放射外科治疗，比如伽马刀治疗；手术切除肾上腺；针对皮质醇合成的抑制剂，常用的有酮康唑，以及糖皮质激素的受体拮抗剂，比如米非司酮等，也能够达到一定的治疗效果。

（何文强　赵曜）

手术治疗

发现脑瘤怎么办？脑瘤有哪些治疗方法？

脑子里长了"肿瘤"，真的有那么可怕吗？

大脑，人体的指挥所，人类最重要的器官之一。由于脑组织的复杂性，比起其他部位的肿瘤，脑瘤似乎对生命的威胁更大，很多人认为得了脑瘤便意味着收到了"死亡通知书"，但实际上，这种看法并不正确。大部分脑瘤，尤其是一些良性脑瘤，是可以治愈的。即便是恶性脑瘤，患者的生存期也在大幅度提升，几年甚至十几年都有可能。所以，脑瘤并没有大家想象中那么可怕！

得了脑瘤应如何治疗？

目前，不同脑瘤的治疗不仅要遵循相应的诊疗规范，还要根据患者临床特点、肿瘤本身生物学行为和基因遗传学背景的不同，进行"量体裁衣"式个体化治疗。下面对脑瘤治疗方法进行简要介绍。

（1）手术：脑瘤治疗的首选方法，凡生长在可以手术切除部位的肿瘤，均应考虑手术。手术是在保证神经功能的前提下尽可能切除肿瘤的治疗方式，目的在于明确诊断、改善症状，为其他治疗创造条件。

（2）放疗：被誉为"隐形的手术刀"，它利用放射线破坏肿瘤细胞的 DNA，使其失去再生能力，从而达到杀伤"坏细胞"的目的。通过手术不能彻底切除的肿瘤，术后辅以放疗可推迟肿瘤复发时间，延长患者生命。另有一些肿瘤因其位置深而不宜手术，或因患者身体原因及家庭情况不允许手术，放疗可作为脑瘤首选治疗方法之一。

（3）化疗：为了避免切完的肿瘤又会自己"长出来"，需要综合考虑各种因素决定是否化疗。一般而言，低级别的、性情较为"温和"的良性肿瘤，与脑组织边界较为清晰，外科医生往往能够将其完整切除，术后不需要进行化疗。而高级别、性情较为"残暴"的恶性肿瘤与脑组织边界往往不清，手术很难完整切除，则需要进一步化疗。

（4）靶向治疗：肿瘤细胞疯狂增殖，是因为某些基因和蛋白质变异，成了"内鬼"，所以要打击肿瘤细胞，找到这些"内鬼"就行了，它们就是现成的靶子，俗称"靶点"。通过靶向治疗，内鬼被缉拿归案了，肿瘤细胞的增殖就得到了抑制。相比放化疗，靶向治疗具有"精准制导"的特点，毒性更低，能够减少对正常组织的损伤。

（5）免疫治疗：通过增强患者自身免疫力来治疗肿瘤，具有反应快、不良反应少等特点。但是，免疫治疗也存在不足之处，比如容易造成自身免疫过度攻击等问题。医生需要综合药物、脑瘤类型等因素来综合判断是否采取免疫治疗。

（6）基因治疗：科学家找到患者有"缺陷"的基因，而后，采用一系列手段修补它，这一系列修补手段，被称为基因治疗，是从根源上解决疾病的一种治疗方式。迄今为止，已发现大量与脑瘤发生、发展以及预后相关的基因，为脑瘤精准个体化治疗奠定了基础。

（7）电场治疗：脑瘤领域爆出的一款"抗癌黑科技"，是一种不同于手术、药物治疗的无创、不良反应小、患者耐受程度高的全新物理疗法。它通过电场贴片，将低强度、中频交变电场局部作用于肿瘤部位，从而干扰有丝分裂过程，发挥抗肿瘤作用。该疗法配有可穿戴式设备，携带方便，脑瘤患者使用时直接将电场贴片贴敷于头皮。以脑胶质母细胞瘤为例，众多研究证实电场治疗疗效显著，并得到国内众多外专家共识、指南的推荐。目前，电场治疗已成为胶质母细胞瘤标准治疗方案之一。不断有证据表明，与传统治疗方法相比，电场治疗认知功能更优、生活质量更好。"山重水复疑无路，柳暗花明又一村"，电场治疗为脑瘤治疗打开了新的突破口。

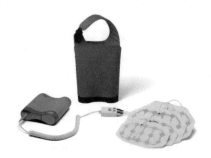
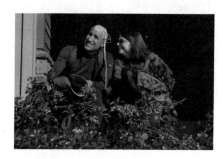

图 50　肿瘤电场治疗设备示意图（来源：Novocure 官网）

怎样才能预防脑瘤的发生呢？

目前暂未有特殊的预防措施，但避免一些肿瘤相关因素，对预防脑瘤的发生发展，有一定的积极意义。首先要合理安排休息和工作时间，避免过度疲劳，如整日沉迷于上网，或熬夜打牌；其次要改变不良的生活习惯，如戒烟限酒；最后应尽量减少食用油炸和罐头类食品，减少保鲜剂和反式脂肪酸的摄入。

（宋昆　秦智勇）

脑瘤可以做微创手术吗？
术后容易转移复发吗？

患上脑瘤必须做手术吗？手术适应证有哪些？

当大脑不幸遭遇"不速之客"的入侵时，患者及家属第一时间关心的问题基本为是否需要手术治疗？答案当然是否定的。因为并不是所有肿瘤都适合"一刀切"，正常情况下患者确诊脑瘤后，医生会根据肿瘤的位置、大小、生长情况和患者的身体条件以及是否出现临床症状等，来综合判断是否需要手术。肿瘤切除术适用于 CT 或 MRI 检查提示颅内占位、存在明显的颅内高压及脑疝征象、存在由于肿瘤占位而引起的神经功能障碍、有明确癫痫发作史、自愿接受手术的患者。

微创手术治疗脑瘤有哪些优势？

微创手术是利用腹腔镜、胸腔镜等现代医疗器械及相关设备进行的微小创伤手术。目前，微创已经深入外科手术的各个领域，涉及几十种病种。传统的开颅肿瘤切除术虽然能够有效切除肿瘤及病变组织，但其所造成的创伤相对较大。而脑瘤微创手术，手术创伤相对小，还具有出血少、恢复快、死亡率低等特点。

现阶段，脑瘤手术普遍是在高倍显微镜或高清内镜下进行，正常组织损伤很小。在此背景下，越来越多的患者选择微创手术，对于患者而言，"刀口小"可以和"微创"画上等号。但并不是所有手术都适合微创，但医生选择微创手术，并非仅仅是为了让伤口小一点，因为伤口是医生通向手术区域的一扇门，这扇门要开多大，必须优先考虑手术效果和术后恢复等情况。

肿瘤明明切除了，为什么还会转移复发？

肿瘤切除，是指切除肉眼可见的部分，遵循了术中的"无瘤原则"，但这并不意味着疾病被彻底治愈了。因为癌细胞可能在术前就已经"逃走"，并潜伏在身体的其他部位，如果免疫细胞未将其清除，最终会引起肿瘤术后的复发及转移，进一步加重患者病情。

脑瘤患者如何有效预防复发或转移？

什么是肿瘤的复发或转移呢？简单来说，就是在治疗后的一段时间内检测不到肿瘤，但过了这段时间又发现了肿瘤，这种情况被称为肿瘤复发；而转移则指癌细胞通过血液、淋巴系统或体腔转移到身体其他部位"另起炉灶"继续生长。肿瘤的复发或转移是多因素综合作用的结果。那么，我们又该如何预防呢？

首先，脑瘤治疗的基本要求是规范化，对治疗无法耐受的患者，要和医生共同商定、调整治疗方案，切记不可自行中断治疗或擅自调整药物用量。其次，患者应通过适当的锻炼、科学膳食等手段来增强体质，从而建立起牢固的免疫防御体系。再次，治疗结束进入复查阶段时，患者要注意观察身体的变化，及时发现微小信号，比如癫痫复发、体重无故减轻，或有贫血、消瘦、食欲不振等特征。

（宋昆　秦智勇）

脑瘤患者饮食需要忌口吗?

生活中,很多脑瘤患者因头晕、呕吐等症状导致食欲不振、胃口差,什么该吃、什么不该吃都是患者切实关心的"关键小事"。那么对于脑瘤患者而言,该如何正确饮食呢?

研究发现,长期以来人们一直食用的腌制肉类,其实是膳食中 N– 亚硝基化合物(NOCs)的主要来源,NOCs 与脑瘤的风险较高有关;而摄入蔬菜、水果和维生素 A 可能会降低脑瘤风险。因此不论是控制疾病发展,还是提升患者生活质量,合理饮食都扮演着重要角色。

脑瘤患者该吃什么?

(1)建议每日进食新鲜水果、蔬菜,主食粗细粮搭配,以保证营养平衡,防止腹胀、腹泻和便秘;建议有规律地食用豆类食品,例如黄豆、豌豆、小扁豆和大豆等。

(2)放化疗期间,宜清淡饮食,肉要剁细,蔬菜、水果可榨成汁饮用,少食多餐,食物应尽量做到多样化,多吃高蛋白、高维生素、低脂肪的食物。

(3)放化疗后,饮食应以清淡、易消化、少食多餐为主,可进少渣半流质或少渣软饭，多食用面条、稀饭、蛋羹、肉泥、菜泥；补充优质蛋白，如鱼、蛋、肉、奶类；可适当补充动物肝脏、赤小豆、大枣、菌类等。

脑瘤患者该如何正确忌口？

（1）忌食或少食腌制类食物，如咸鸡、咸鱼、咸肉等，腌制品中含有大量盐分，可能导致水钠潴留，引起颅内压增高，加重不适症状。

（2）忌食或少食油腻食物，含有大量油脂的食物不仅不利于消化，还可能增加肝脏负担，加重恶心、呕吐症状。

（3）忌食或少食不易消化的食物，如年糕、粽子等糯米制品，容易导致肠道蠕动缓慢，腹部胀满，引起不适，同时还可能影响对营养物质的吸收。

（4）忌食或少食辛辣刺激性食物，如葱、蒜、韭菜、花椒、辣椒、桂皮等；患者还需注意戒烟，忌咖啡、可可等兴奋性饮料。

（5）忌发霉、烧焦食物，如霉花生、霉黄豆、烧焦鱼肉等。

（6）针对有消化道毒性反应的患者，应保持口腔清洁，进食后及时刷牙，补充高营养流质或半流质饮食，如豆浆、牛奶、鲫鱼汤、莲子羹等；进食时避免过热、过酸及刺激性的食物。

（7）针对有血象下降的患者，补充高蛋白质饮食，如牛奶、大豆、瘦肉、鱼、动物肝脏等，以及一些有助于提升白细胞的食物，如红枣、花生、核桃、黑木耳、胡萝卜、赤小豆、阿胶等；化疗期间也可适量增加动物骨髓，多吃一些五黑食品，如黑芝麻、黑米、黑豆等，有助于血象的提高。

（8）针对有肝肾损伤的患者，考虑到一些化疗药物可能引起肝损伤，出现转氨酶升高，此时应多吃苦瓜、绿豆芽、茶、香菇、木耳、猴头蘑等食品；多吃富含维生素的水果，如猕猴桃、苹果、蜜桃，多喝绿茶、蜂蜜水；若出现肾损伤，要多饮水，多吃新鲜蔬果（碱性食物），同时要限制蛋白质摄入；合并水肿要少吃盐，可多吃一些富含水分又利尿的食物。

　　总体而言，脑瘤患者应保证营养均衡、搭配合理，以柔软易消化的食物为佳，同时也可根据个人饮食喜好和身体情况对饮食方案进行合理的调整。无论是营养摄入过少或者过多都会造成不良影响，合理、适当的饮食有利于患者提高自身免疫力，以更好地接受抗肿瘤治疗，促进康复。

（宋昆　秦智勇）

脑积水是脑子里进水了吗？
脑积水需要手术吗？

什么是脑积水？

脑积水可不是我们常说的"脑子进水"呦！

其实，我们的大脑时时刻刻都处在"水"的包围中，但这种和水一样澄清透明的液体并不是我们所熟知的 H_2O，它真正名字叫作"脑脊液"。

正常情况下，脑脊液通过生成再吸收的代谢循环，其总量会处于动态平衡之中。而当脑脊液生成过多或循环受阻、吸收减少时，大脑内的脑脊液就会异常聚集，最终形成脑积水。脑积水多发于儿童或老年人，成人（19~64 岁）脑积水通常继发于各种颅脑疾病或外伤。根据脑脊液流动特征，脑积水又可以分为梗阻性脑积水和交通性脑积水。

梗阻性脑积水：脑脊液循环通路有梗阻，从而导致脑脊液流通不畅，形成脑积水。

交通性脑积水：脑脊液循环通路没有梗阻，但脑脊液吸收出现障碍，从而形成脑积水。

出现脑积水了怎么办？

积则塞，疏则通。顾名思义，治疗脑积水最重要的一步就是把脑袋中多余的脑脊液清除，使脑脊液循环得到疏通。在临床上，外科手术是治疗脑积水的主要手段，部分轻度脑积水患者可能通过利尿剂、脱水剂等药物使病情得到缓解，但绝大部分患者需要手术治疗。

常用的脑积水治疗术式包括脑脊液分流手术、造瘘手术以及脉络丛烧灼术。

脑脊液分流手术：分流手术通过分流管将脑脊液引流至身体其他部位，从而达到治疗目的。根据引流部位的不同，可分为脑室—腹腔分流术（V–P）、脑室—心房分流术（V–A）、腰大池—腹腔分流术（L–P）。其中，脑室—腹腔分流术在临床中的应用最为广泛。脑脊液分流术操作简单、疗效明显，是治疗脑积水的主流术式，但患者往往需要终身带管，幼儿患者随着身高的增长还要进行多次换管。并且，一旦分流装置发生堵塞、脱落、位移等情况，患者皆需要再次接受手术来调整。

造瘘手术：脑积水造瘘术是在患者第三脑室下等梗阻部位通过人工再造瘘口使积留的脑脊液进入循环通道的治疗手段，目前在临床中多在内镜下操作，从而避免传统开颅手术造成的创伤。接受脑积水造瘘术的患者不必终身带管，但该术仅对梗阻性脑积水患者具有明显疗效，对于交通性脑积水患者的疗效并不显著。

脉络丛烧灼术：脉络丛是脑脊液的主要分泌来源，脉络丛烧灼术可以减少脑脊液分泌，适用于部分进展较慢的交通性脑积水，也可作为脑脊液分流术或造瘘术的辅助术式，提升治疗效果。

脑积水术后会不会复发？

脑积水会对大脑功能造成损伤，因此一旦确诊，即需要积极治疗。脑积水是可以治愈的，但仍有一定的复发概率，因此患者应按医嘱定期复查，及时掌握脑积水循环状况。同时，脑积水患者在术后也要预防关注引流管堵塞、造瘘口闭塞等情况，及时采取干预措施。

（宋昆　秦智勇）

处方笺

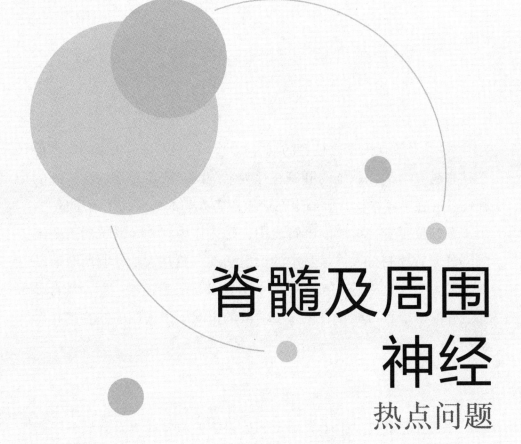

脊髓及周围神经

热点问题

医师：＿＿＿＿＿＿＿＿＿

临床名医的心血之作……

脊髓肿瘤知多少?

"肿瘤"这让人谈之色变的词,这些年在我们身边出现的频率似乎越来越高,消化系统的肝癌、呼吸系统的肺癌都是发病率极高的肿瘤。而在神经系统,肿瘤也在严重危害人们的健康和生活质量。

脊髓位于脊柱形成的椎管之中,是人体中枢神经系统的重要组成部分,它控制着人体最基本的反射活动,更是大脑控制四肢运动以及发生感觉的"高速信号宽带",其重要性不言而喻。而一旦脊髓发生肿瘤,患者可能在意识完全清醒的情况下失去四肢的感觉和运动功能。

什么是脊髓肿瘤?

脊髓肿瘤是指发生于脊髓及邻近组织的原发或继发肿瘤,它会极大地影响患者的正常功能,显著地降低患者的生活质量,严重时危及生命。

脊髓肿瘤的类型有很多,可以根据生长位置、肿瘤性质等划分为不同类型。常见的可以根据位置分为:①髓内肿瘤;②髓外硬膜下肿瘤;③硬膜外肿瘤。

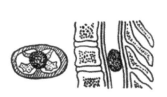
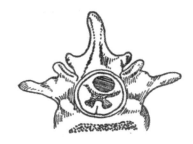

髓内肿瘤

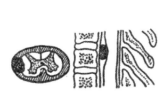
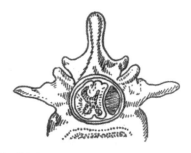

髓外硬膜下肿瘤

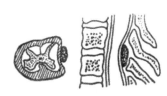
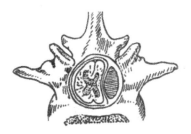

硬膜外肿瘤

图 51　脊髓肿瘤的类型

脊髓肿瘤是良性还是恶性？

脊髓肿瘤良恶性兼有存在，因此做到早发现、早诊断、早治疗，是改善预后的重要手段。

如何才能早期发现脊髓肿瘤？

在脊髓肿瘤发生的早期，患者常因症状较轻，可以耐受或对生活质量影响较小，未予特殊重视，导致病情迁延。因此对于经常、反复出现的四肢麻木、疼痛，或者活动障碍，都应及时至正规医疗机构做全面检查。

脊髓肿瘤早期有什么症状需引起注意和重视？

（1）四肢或身体疼痛、麻木、感觉异常。

（2）某侧肢体或四肢无力。

（3）大小便障碍：包括便秘、尿失禁等。

脊髓肿瘤的检查方法有哪些呢？

首先应至正规医疗机构，医生会详细询问患者的不适，并对患者进行体格检查。同时会开具相关辅助检查，例如CT或MRI检查，必要时行PET-CT检查。由于针对不同肿瘤，不同的检查手段有自己的优势，因此需要选择合适的检查手段和设备，而不是"打包"式的照单全做。例如针对脊髓内肿瘤，MRI检查的优势更大；针对脊柱骨质结构的肿瘤，CT则可以对骨质破坏程度做出准确描述；针对潜在的转移性肿瘤，PET-CT在显示肿瘤代谢水平的同时，还可以发现原发病灶，为治疗方案的制订提供信息。

脊髓肿瘤应该怎么治疗呢？有什么原则可循吗？

（1）对于症状不显著、考虑性质为良性的脊髓肿瘤可考虑保守观察治疗；

（2）对于影响正常功能，或病程进展迅速，考虑性质为恶性的脊髓肿瘤应及早进行手术治疗。

（谢嵘）

Chiari 畸形是什么病？

很多朋友因为头痛、手脚麻木、走路不稳去医院检查，发现医生在诊断上写了个"Chiari 畸形"，于是开始纳闷了："这是啥问题啊？咱这土生土长的中国人，也没外国亲戚朋友，怎么得了个外国人的病呢？难道我上辈子是个叫 Chiari 的外国人？"然后又照照镜子，"咱这全身上下也都正常啊，没看见什么畸形的地方啊，医生会不会搞错了？"

当然，医生没有搞错。各位朋友不是一定要有外国亲戚、友人，更不会因为自己上辈子叫基亚利，才会得 Chiari 畸形。

什么是 Chiari 畸形

Chiari 畸形（Chiari malformation），中文全称为小脑扁桃体下疝畸形，小脑扁桃体在很多原因的作用下和其他结构一起下疝进入椎管，这种疾病就叫作 Chiari 畸形。因为发现这个疾病的科学家叫基亚利（Chiari），所有就以他的名字 Chiari 命名这个疾病。

那么小脑扁桃体又是什么呢？能看见吗？能摸到吗？顾名思义，小脑扁桃体是小脑的一部分，也是后脑最下端的结构，在体表因为被后脑勺的颅骨包裹，是看不见、摸不着的。

正常   Chiari 畸形

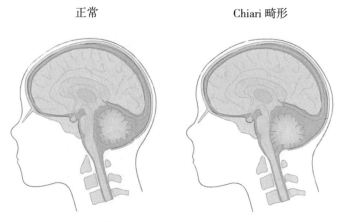

图 52   Chiari 畸形示意图

为什么要叫畸形?

这里的畸形并不是说患者身上有什么我们传统意义上讲的畸形,其实 Chiari 畸形的患者只是小脑扁桃体出现在了不应该出现的位置。所以不用担心自己缺胳膊少腿、身体哪里长得稀奇古怪,更不用担心是脑子没有发育好。

Chiari 畸形是怎么引起的呢?

截至目前,Chiari 畸形的发病原因并不完全明确,理论学说有很多,但是都不能完美解释是什么引发了 Chiari 畸形,只知道这种疾病的发生大多与先天发育有关,常与颅底凹陷、环枕融合等颅颈交界区的多种先天疾患并存。而且这种疾病是历经长年累月、逐渐缓慢发生的,所以这种疾病的症状往往表现为缓慢进展的模式。

Chiari 畸形有哪些类型?

Chiari 畸形一共分成 4 种类型。

Ⅰ型:单侧小脑扁桃体下端疝入枕骨大孔平面 5 毫米以上,或双侧 3 毫米以上,而延髓和第四脑室位置正常。

Ⅱ型：在Ⅰ型基础上，有延髓、脑桥下部向下移位，第四脑室下移延长；大多数患者合并脊髓空洞和脑水。

Ⅲ型：最严重的一型，其主要表现为小脑、延髓及第四脑室疝入枕部或膨出的上颈段的硬膜囊中，多见于新生儿及婴儿。

Ⅳ型：严重的小脑发育不全或缺如，其在以上4种类型中发病率最低，极少伴发脑积水。

如果得了 Chiari 畸形，有哪些症状？

（1）头痛、声音嘶哑、吞咽困难、颈项部疼痛及活动受限。

（2）可出现肢体运动障碍、偏瘫和四肢瘫、四肢感觉障碍，合并脊髓空洞时可出现感觉分离（即痛温觉消失，触觉及深感觉正常）或双上肢肌萎缩等。

（3）小脑受累可出现共济失调、步态不稳及眼球震颤等症状。

（4）部分患者出现头痛、呕吐、视盘水肿。

怎样诊断 Chiari 畸形呢？

无辐射的磁共振是诊断 Chiari 畸形的最佳选择。

Chiari 畸形是不是绝症，该怎么治疗？

当然不是，目前我们认为 Chiari 畸形虽然严重程度存在差异，但基本还是一种良性疾病，不是像胶质瘤、肝癌一样的恶性疾病。治疗不妨参考以下原则：

（1）无症状的 Chiari 畸形以观察为主。

（2）无颈椎失稳的 Chiari 畸形，如有症状或合并脊髓空洞的患者，根据下疝程度和空洞位置进行处理，必要时需要进行手术治疗。

（3）合并颈椎失稳的 Chiari 畸形需要根据具体情况行手术复位、固定及融合。

手术多不能明显改善症状，而是稳定病情，预防病情进展。但是看病的医生会根据每个患者的不同情况，制订个性化的治疗方案，包括手术和后期康复，以期最大程度改善患者的预后情况和生活质量。

（赵剑斓）

寰枢椎脱位

寰枢椎，听起来好陌生的名字，难道我们人身上并不只有颈椎、胸椎、腰椎和骶尾椎？这寰枢椎是什么呢？

其实寰枢椎是颈椎的一部分，并不是独立存在的椎体。众所周知，我们人类的颈椎由七块组成，通常把从上到下的第一块颈椎叫作寰椎，第二块颈椎叫作枢椎，就和 ABCD 也可在有些时候用甲乙丙丁代替一样。因此，寰枢椎指的是寰椎（第一颈椎）和枢椎（第二颈椎）的统称，并不存在"寰枢椎"这种椎体。

什么是寰枢椎脱位？

脱位这个词在生活中很常见，常听到的"脱臼"就是脱位的一种，例如肩膀脱臼、手腕脱臼，都指的是组成肩关节和腕关节的骨头从关节"里面"掉出来了。

而寰椎和枢椎，作为第一节和第二节颈椎，两者正常情况下是紧密连接在一起的，共同完成了颈椎、头部的运动，在人身上有着重要的作用。寰枢椎脱位，顾名思义就是指由于各种原因引起的寰椎、枢椎之间关节失去正常对合关系和稳定性，也就是第一颈椎和第二颈椎发生了"脱臼"。

正常　　　　　　　　　　　　　　寰枢椎脱位

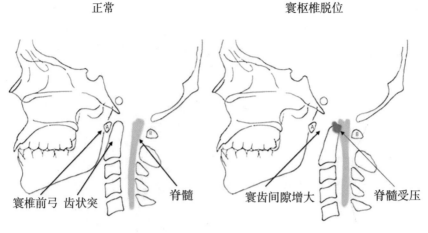

寰椎前弓　齿状突　　　　　脊髓　　　寰齿间隙增大　　　　脊髓受压

图 53　寰枢椎脱位示意图

寰枢椎脱位很严重吗?

寰枢椎脱位是一类较危险的疾病,不容小觑。我们经常听到有"民间高手"会帮助肘关节、腕关节、肩关节脱臼的患者复位,这种场景似乎经常出现,患者端着脱臼的手腕、手肘来到"民间高手"家中,在周围群众围观下,只是咔咔几下,患者马上好起来,可以正常活动。那同是属于"脱臼"范围的寰枢椎脱位,是不是也可以这样风轻云淡地治疗呢?

其实,并不是这样。寰枢椎位于人的头部和颈部的连接,二者功能重要且结构特殊,寰椎枢椎间各个关节,保持相对正常的对合关系,在共同完成头颈部的屈伸旋转运动的同时,保持相对稳定的位置关系。而且寰枢椎周围有脊髓、重要的神经血管,寰枢椎脱位可能造成对神经血管的压迫或损伤,可能造成一系列临床症状,甚至造成四肢瘫痪、死亡等无法挽回的后果。

什么原因造成的寰枢椎脱位呢?

头颈部的突然受力是诱发寰枢椎脱位的最常见诱因。外力、肿瘤、炎症或先天发育的影响都可以造成寰枢椎脱位；包括急刹车、高坠跌落、剧烈运动、大幅度的颈部运动或不规范的推拿按摩等均可能造成寰枢椎脱位。

寰枢椎脱位的症状有哪些？

寰枢椎脱位缺乏特征性的症状，症状的表现和严重程度往往与神经受压受损的程度有关，因此患者在疾病早期可能无症状或者症状不明显，导致患者延误就诊。当出现明显症状时，往往脊髓已经受压严重。寰枢椎脱位可能的症状有以下几种。

（1）感到颈部疼痛或麻木。

（2）感到颈部活动困难。

（3）四肢麻木、无力、痛觉温觉感觉异常。

（4）大小便障碍或性功能障碍。

（5）声音嘶哑、吞咽困难。

（6）呼吸衰竭。

什么检查可以确诊寰枢椎脱位呢？

X线和CT检查，也就是我们说的"拍片子"。医生会根据患者特点，让患者摆出不同的姿势拍摄不同的片子，例如张嘴的、抬头的、低头的。而随着CT技术的发展，三维重建的CT，让医生可以更加准确判断、诊断寰枢椎脱位。磁共振在诊断寰枢椎脱位时作用有限，但是在判断寰枢椎脱位对周围组织结构影响，例如压迫脊髓等，可以提供高质量的精准图像。

寰枢椎脱位目前有哪些治疗手段呢？

随着神经脊椎外科手术技术的发展，目前使用手术治疗有症状的寰枢椎脱位是可靠的治疗手段。手术的目的在于通过人为手段恢复异常的寰枢椎位置关系，解除对后方神经的压迫，改善症状，并维持寰枢椎间的稳定性，阻止病情的复发和进展。手术强调以下两方面。

（1）减压：通过手术将处在异常位置的寰枢椎尽可能恢复到正常位置，解除压迫。若难以恢复到正常位置，则增大空间，缓解压迫。

（2）固定：通过内固定技术（俗称"打钉子"），将不稳定的结构固定，尽可能保持寰枢椎的正常对合，阻止脱位再发生。

（车晓明）

肌电图，到底是什么检查?

肌电图是什么?

对心电图、脑电图，很多人都有些了解，但当医生开了一个"肌电图"的检查，常常有一大堆困惑在心头：肌电图是什么？为什么要我做肌电图呢？听说做肌电图很疼，真的吗？肌电图检查过程是怎么样的？

为了回答大家的疑问，我们特地来"揭秘"神秘的"肌电图"。

肌电图是什么样的检查?

既然是"电图"，那肯定是记录电活动的检查，就像心电图记录心脏的电活动；脑电图记录大脑的电活动，肌电图，就是记录神经肌肉电活动的检查。

临床上，肌电图检查使用特殊的电极（包括贴在皮肤表面的电极和扎入肌肉的针电极），记录肌肉和神经主动或诱发产生的电信号。通过对这些电信号的分析，专业的肌电图医生可以判断周围神经系统（包括神经元、神经根、外周神经、神经肌肉连接处和肌肉）有无病变以及病变的具体部位。

通俗点说，就像电工可以使用电笔找到损坏的线路一样，医生也可以通过电极和针电极的传导找到神经损害部位，并判断它的类型。

由此可见，肌电图检查通常包括"肌肉"肌电图和"神经"肌电图（也称神经传导检查）两个部分。对于大多数患者而言，肌肉和神经的检查需要同时进行，二者相辅相成，缺一不可。此外，肌电图还有一些特殊的检查项目，如用于检查神经肌肉接头处功能的重复神经电刺激检查、用于评价肌膜兴奋性变化的运动试验等，临床医生会根据需要进行选择。

出现什么症状要做肌电图检查？

当患者出现肌肉萎缩、无力、手脚麻木（包括感觉减退、针刺和蚂蚁爬的感觉等）、肌肉酸痛僵硬等症状，且临床医生考虑上述症状可能由于周围神经系统病变，比如运动神经元病、颈腰椎病引起的神经根病，多发性周围神经病、局部单神经病或肌肉病引起，而不是中枢神经引起时，会给患者开肌电图检查申请。

虽然肌电图是一项低风险检查，但并不是所有的患者都适合做。存在出血倾向的患者，不能做针电极检查，应仔细评估肌电图检查的必要性和风险；安装外部起搏器导线的患者不应进行神经传导检查；体内有植入心律转复设备或除颤器或留置心导管者，应向心脏专科医生咨询。

必须要提醒的是，近年来，随着"冰桶挑战"的宣传，"运动神经元病"逐渐被大家知晓。不少有"肉跳"经历的人也纷纷要求做肌电图检查。其实对于"肉跳"需不需要做肌电图这个问题医生会根据症状和体征来判断，大家千万不要盲目给自己"下诊断"。

听说做肌电图很疼，真的吗？

与心电图和脑电图不同，肌电图检查过程中患者会感到一些不适，比如：检查肌肉时电极针插入肌肉的酸痛感，检查神经"触电"样的感觉，不过这些不适感通常比较轻微，绝大多数患者都能承受。

肌电图检查不会对神经和肌肉造成损害。少数患者会有扎针部位肌肉酸痛、少量瘀血和肌酶暂时轻度升高，一般几天后就会恢复正常。

肌电图检查前后需要注意什么？

多数医院的肌电图检查需要预约，因此患者持申请单先预约检查时间，并了解预约单上的注意事项，询问是否需要停用某些药物（对于服用溴吡斯的明治疗重症肌无力的患者尤其如此）。

检查前一天，保持皮肤清洁。建议在检查前一天晚上洗头、洗澡，不要涂抹含油脂的护肤品。如有其他辅助资料如影像学、血液检查报告等也要同时准备好第二天携带，这样有助于肌电图医生优化检查流程，减少患者痛苦。

检查当天，穿着保暖和宽松的衣裤。肌电图检查不宜空腹，预约在上午 10 点以后及下午 4 点以后检查的患者，检查前可以再吃一些东西，以免检查过程中出现心悸、盗汗等低血糖反应。

检查过程中，积极配合检查医生和技师的病史询问和体格检查；出现任何顾虑或不适都要及时与检查人员沟通，患者有权终止检查。

肌电图检查的过程是怎么样的？

肌电图的检查时间因人而异，因病而异，短的可能只需要十分钟，而长的需要一个多小时。

多数肌电图检查室会先进行无创的神经传导检查，再进行有创的肌肉检查。

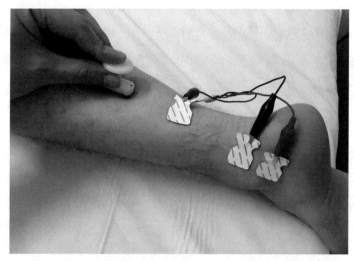

图 54　用表面电极刺激和记录的神经传导检查

　　检查神经时，需要给予电刺激来"激活"神经使其产生可以被表面电极记录到的电反应。患者有"触电"样的奇怪感觉，在刚开始几次刺激时会有不适感。检查者会从低电量开始逐步调高刺激量直到刺激强度达到检查需要，使患者有一个适应的过程，习惯了就不觉得不舒服了。

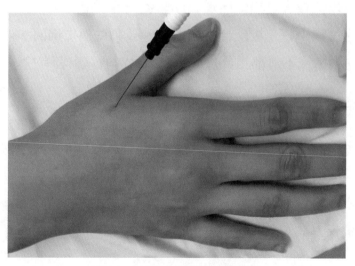

图 55　肌肉的针电极肌电图检查

在完成必要的神经检查后就要检查肌肉了。具体来说，肌肉肌电图需要将一种特殊的电极针插入待检的肌肉中并记录肌肉的电活动。针插入后，检查人员会先让患者完全放松肌肉从而观察有没有异常的自发活动，然后让患者轻轻地收缩被检肌来看肌肉自主收缩时产生的电信号有无异常。在此过程中患者会略感酸痛，但每一块肌肉的检查时间很短。

肌电图检查通常不会对神经和肌肉造成损害，罕见的肌电图检查并发症包括感染、出血、气胸和电损伤。

什么时候能拿到检查报告？

肌电图检查报告一般检查后第二个工作日就可以拿到了，报告结果包括各项检查的数据、结果描述以及诊断意见等。

如前所述，肌电图检查是一个定位检查，因此诊断意见中常以病变部位的提示为主而非疾病的原因，如单神经或多发性周围神经损害、神经根损害、神经丛损害，或者提示神经肌肉连接部位损害、肌肉本身的问题等。

有一点需要注意的是，肌电报告正常或未见明显异常并不一定代表患者没有病。因此拿到报告后，患者还是需要咨询医生，临床医生会将所有的临床资料和其他检查结果如影像学检查等汇总分析，从而进行诊断。

（乔凯）

为什么会手麻？人体电力系统来告诉你

人体想要健康自如地生活，其实是非常辛苦的，常常面临内忧（内部脏器、骨骼肌肉血液等各种变化）以及外患（外部环境的变化）。我们神经系统就是第一时间发现内外部各种情况的变化，并用最快的速度进行最优决策的"电力"传导网络。因为神经系统网络夜以继日地精准传递、不辞辛苦地上传下达，人体才能维持与内、外界环境的交流，保持健康和自由。

你会不会有手麻的时候？如果这时你换一个姿势，这种感觉很快就过去了。那么说明是神经系统的某个支线被压迫了，它无法正常工作（传递信息），所以给你点儿小提示。

但是当麻木感持久存在，无论你怎样活动或休息都不能改善的时候，到底是出什么问题了呢？手部分布了丰富的末梢神经，可能出现的问题比较多。颈椎病？糖尿病？药物原因？脑梗中风的前兆……

下面，我们从神经系统来分析一下手麻的原因。

人体电力系统的构成

神经系统分为中枢神经和周围神经。在大脑和脊髓里的是中枢神经，中枢神经既能够接受信息，也能发布命令。从脊髓发出支配我们肢体、内脏的是周围神经，周围神经则承担执行命令的重任。如果把神经系统比喻成人体电力系统，那么脑部是发电厂和送变电线路，脊髓是供配电所，周围神经系统是终端电路，而骨关节、肌肉和皮肤等是用电消费系统。我们通过生物电流的方式传递各种信息，例如视觉、嗅觉、听觉、味觉、痛觉等，当然也包括麻木的感觉。

神经细胞将信息传递给其他的神经细胞，不仅协调体内各个器官的活动，例如内部脏器的正常运动，并且与外界环境发生相互作用，维持人体与外界环境的平衡。

手麻的外部原因

手部感觉的电力传输系统是这样工作的：密集的终端电路（周围神经）会通过皮肤等感受器获得信息→汇聚成束、聚集成丛→穿过颈椎→传导到供配电所（脊髓）汇合成感觉传导束→传导到对侧发电厂和送变电线路（大脑感觉皮层）→从而让人感知相应的冷热疼痛、动作、位置等。

因为手有太多重要功能，电力系统中的终端电路（周围神经）在手上的分布远比腿上的复杂。在这个途径中，任何部位的电路受到压迫之类损伤都会产生手麻。

（1）因为年龄关系或者长期劳损导致的颈椎骨质增生、颈椎间盘突出、颈椎管狭窄等因素导致了进出脊髓供配电所的电路受压迫，会产生疼痛和手麻的症状。

（2）睡眠比较深，肢体受压，在肱骨表面走行的桡神经感觉电路受压，会发现手腕抬不起来和虎口区发麻发木。

（3）长期或持久屈肘运动或姿势，在尺神经沟内走行的尺神经感觉电路受压，会导致小指麻木，严重时手指不能并拢，手背部肌肉和小指下小鱼际肌萎缩形成爪形手，称为肘管综合征。

（4）长期姿势不当或劳作（开车、编织、家务、操作鼠标等），腕部正中的感觉电路正中神经受压就会出现大拇指和中指、示指的麻木，更严重的出现手掌靠大拇指侧的大鱼际肌肉萎缩，形成"猿手"。

所以，大家一定要注意日常姿势，保护好我们神经电路，避免出现手麻的症状。

另外，手部感觉电路出问题之后，为什么会出现没有力气和肌肉萎缩的情况？因为在手和胳膊上，感觉电路和运动电路是紧密伴行的，影响感觉电路的因素很容易同时影响运动。

手麻的内部原因

除了外来的压迫或创伤引起手麻之外，内部的血液和营养供应出问题，也会导致手麻。不过，这些情况造成的肢体发术发麻都是左右对称的，一般都是脚麻先出现，脚麻比手麻更严重。

（1）糖尿病、高血脂等各种导致动脉硬化的因素除了会导致中风外，还会引起我们感觉神经电路周边微小血管的损害甚至完全闭塞，出现麻木。

（2）B族维生素缺乏（如长期素食导致的维生素 B_{12} 缺乏、长期酗酒不吃粗粮导致的维生素 B_1 缺乏，以及异烟肼抗结核治疗导致的维生素 B_6 缺乏），特殊化疗药物等的使用也会影响感觉神经电路的正常工作，从而出现麻木。

（3）中风也会导致手麻。当脑血管阻塞或者破裂（脑卒中）损伤我们大脑感觉中枢的时候，相当于感觉电路在脑部的发电厂和送变电线路受到破坏，导致对侧手和手臂出现麻木（左手由右脑支配、右手为左脑支配）。麻木的特点是往往突然发生，常累及整个上肢或者一侧肢体。

发现手麻应进行哪些检查?

电力传输系统中损伤的部位和原因不同，麻木的表现也不一样。肌电图相当于万用表，可以用来检测哪里出了问题，特别对于终端电路非常有用。所以医生听到患者说手麻以后，根据麻木的表现，可能会要求患者做肌电图检测。

而有"三高"的老年人，如突发一侧肢体麻木，就需要及时进行头颅 CT、MRI 检查。

不过，最重要的是要好好养护肌体的电力传输系统。工作忙碌的青壮年人群更要注意在日常工作生活中避免久坐、长时间伏案工作，减少手机、电脑使用时间。患有高血压、高血脂、动脉硬化的老年人，需要严格控制血压，避免情绪激动、用力屏气排便，规律服用预防动脉硬化的药物。

如果出现手麻症状，也不要恐慌，找到病因进行治疗，做好预防和治疗后保养，以避免症状反复或新发。

临床常见问题

Q：两只手麻了一个星期都不好，是不是脑卒中?

A：一般不会。脑卒中（又称"中风"）首先是急性发病，强调的是突然出现的症状；其次，大脑和大脑深部的脑血管意外造成对侧上肢、下肢或上下肢的症状，往往累及肢体的全部或大部分区域，还可以伴随口角歪斜、说话不清等症状。累及双侧肢体的中风则通常发生在脑干，但是这种情况下往往伴随意识改变。

所以单纯的双手麻木而没有其他不适，更多考虑是外周神经系统的问题，而不是中枢神经系统（脑）的问题。

Q：我手麻，腰椎以前也有问题，是不是腰椎病造成的?

A：手麻一般是上肢周围神经、颈椎等的问题，跟腰椎没有关系。

但是相反，如果是腿脚麻木，则可以是下肢周围神经、腰椎的问题，也可以是胸椎、颈椎和脑部的问题。比如严重的颈椎压迫，损害到脊髓后部，就可以出现双下肢发木、踏棉花感和步态不稳。

Q：手腕早上起来就麻得抬不起来了，肌电图等待时间长，会不会耽误病情？

A：外周神经从急性损伤到发生变性和出现相应的电生理改变往往需要 3 周时间，所以损伤 1 周内并不建议进行肌电图检查。强行要求检查得到的结果并不能完全反应神经受损的真实严重程度。

目前，不一定必须做肌电图检查后再治疗，临床医生一般会根据临床症状体征进行诊治，到发病 3 周后进行电生理评估能得到较为真实的结果。

总结

神经系统作为信息传递的电力网络，对于人体的正常运行起到了支撑的作用。手麻是神经系统的一个提醒，有很多原因，不要过于紧张担忧。要相信身体的每个细胞都会奋力抵抗，与病魔疯狂斗争，寸土不让，直到战斗到最后一刻。所以，平时需要善待身体，保持良好的作息习惯，加强锻炼，戒烟限酒，为细胞提供足够好的大环境。

突发的麻木及长期不能缓解的麻木，尤其是合并其他不适症状，请一定注意及时就诊。

（丁晶　董继宏）

手麻就是卒中吗？

　　小陈是一名工作积极性很高的程序员，每天都在电脑前奋力敲写代码。可是升职加薪没找上他，右手的麻木却让他不得不暂时放下手头的工作去医院查一查，因为他可听公司的王大爷说过"手麻可能是中风了"。这可不是小事儿。

　　小陈来到骨科门诊，和医生说了说自己的症状，原来他手麻的症状已经快两个月了，主要是小指和无名指半侧麻木，有时还会有肘部的疼痛，严重的时候觉得右手敲键盘也不太灵活。医生查看小陈的右手，未发现肌肉萎缩，随后叩击患者肘部，小陈出现手臂内侧放射到小指的麻木感。医生了解到小陈的工作习惯后，经过初步判断，对小陈说："你这个可能是尺神经在肘关节受到了卡压，叫作肘管综合征，我建议你做一个肌电图检查明确诊断，同时评估一下尺神经受损的程度。"

　　肌电图是记录神经和肌肉生物电活动以判断其功能的一种电诊断方法。于是小陈进一步完善了肌电图检查，确实发现了右侧尺神经的损伤，到这里，我们可以较为明确地说小陈的手麻是尺神经在肘部的损伤造成的，也就是骨科医生最初的诊断：肘管综合征。

　　那么小陈没有受到外伤怎么会出现神经损伤呢？我们进一步来

看看肘管综合征的来龙去脉吧。

尺神经与肘管

肘管综合征是指尺神经在肘部水平受到嵌压、牵拉、摩擦等多种因素作用而致的尺神经功能障碍性疾病，它是临床上最常见的周围神经嵌压类疾病之一。肘管综合征的产生具有其解剖学基础，尺神经由颈8—胸1神经根发出，在肘部，尺神经走行于尺神经沟内，位置较为表浅。继而进入由尺侧腕屈肌与肱骨内上髁和尺骨鹰嘴相连的两个头组成的一个弓形通道，即肘管，位于肘关节的内后方。

肘管综合征是如何产生的？

目前认为肘管综合征的产生主要与肘管内压力增高有关，进而造成尺神经的神经变性损伤。有研究表明，肘管内的压力会随着屈肘角度的增大而增大。可以想象，尺神经像一根绳子，当肘关节屈曲时，这一部分尺神经受到牵拉而张力增高。

因此，临床上一部分肘管综合征为慢性职业性损伤，工作中肘关节持续保持屈曲状态或肘关节长时间置于桌面，肘管被拉紧而尺神经受到持续摩擦、牵拉及肌肉压迫而产生损伤；长时间外科手术中，由于麻醉状态下患者肘部长时间处于被压状态，也可出现尺神经嵌压性损伤。此外，骨折、肘关节脱位、肘管周围的占位性病变、关节炎等均可导致肘管内压力升高或直接造成尺神经的压迫损伤。也有学者提出糖尿病、肥胖、吸烟、饮酒等因素也会增加肘管综合征的发生率。

肘管综合征的临床表现

尺神经为混合神经，于是当其受到损伤后感觉和运动症状均可出现，且感觉症状可先于运动症状出现，患者可有小指、无名指及手背尺侧的感觉麻木，不超过腕部。患者还可出现臂内侧和肘部的疼痛，当叩击患者肘部时出现疼痛则称为 Tinel 征阳性。

尺神经支配大多数手内侧肌群，故患者可表现为手内侧肌群的无力，尤其是小指及无名指，导致手无法攥紧，而正中神经支配的其余指握力正常。严重时，患者骨间肌、鱼际肌可有萎缩，查体可见患者小指及无名指不能伸直而呈屈曲状，称为"爪形手"。

我们从小陈的就医经历中可以知道，为了明确肘管综合征的诊断，临床医生首选肌电图检查，其优势在于可以提供量化的指标，有利于指导治疗方案的选择及疗效评价。

肘管综合征可以采取哪些治疗办法？

对于病程短、症状轻的肘管综合征患者可考虑先行保守治疗，使受到牵拉的尺神经得到放松，比如尽可能减少肱三头肌的运动锻炼，避免过多的屈肘运动及姿势，避免对肘部内侧直接施加压力。部分患者夜间休息时可使用矫形器，以防止肘屈曲超过 50°。对于感觉症状明显的患者可短期应用非甾体类抗炎药物缓解症状。那么当保守治疗无效或患者症状影响生活时需行手术治疗，目的在于解除嵌压等病因。手术效果取决于多方面，包括年龄、神经嵌压的时间、运动及感觉症状的程度，最常应用的手术方式有尺神经原位松解术、尺神经前置术和内窥镜下尺神经松解术。

如何预防肘管综合征？

根据以上阐述，我们知道一部分肘管综合征是可以预防的，这一部分主要是由于姿势不良造成。如人们长时间的伏案工作、使用电脑、打电话或侧卧，使得肘关节长时间处于屈曲位，均导致尺神经受到牵拉或压迫而产生症状。倚靠于肘部或进行需要持续或反复紧握动作或前臂旋前和旋后动作的活动也可激发这类症状。所以在日常生活中，应注意保持良好的姿势，避免肘关节长时间的屈曲；应注意适时的活动及放松肢体，避免长时间保持同一个姿势，使神经得到放松。另外对于健身人群，应避免过度锻炼肱三头肌而使尺神经不断受到牵拉及摩擦。

拿到肌电图报告之后，小陈知道了导致他手麻的"真凶"，在医生的指导下，他仍然努力工作，但是这次，他学会了如何爱护他的神经。相信他再也不会长时间保持同一个姿势，毕竟他知道，当他屈肘敲写代码时，他的尺神经正在不断受到牵拉而逐渐失去"活力"。这一次，他不会再让他的尺神经"在肘难逃"。

（董继宏　徐珂）

都是二郎腿惹的祸？

　　小刘准时地来到单位上班，打开电脑，泡好咖啡，一如既往地跷起二郎腿开始了一天充实的工作，尽管他这条傲娇的左腿已经间断地麻了快 1 个月，期间做了腰椎 CT 也没有看到大问题。就这样到了饭点，本该健步如飞冲向食堂的他却发现左脚好像不听使唤了，让前脚掌离开地面也变得困难，此时他的左腿跨步就像马儿一样，要高高抬起再落地。

　　小刘自然不知道是哪里出了问题，只得挤出半天时间去医院看看。他来到了神经内科诊室，一坐下又自然地跷起了二郎腿。他给医生指着自己的左小腿外侧和脚背，说这块区域有麻木的感觉快 1 个月了，今天工作一上午之后突然发现脚背抬不起来了。医生听后对小刘进行了体格检查：发现他左侧的足背足趾不能朝上背屈，但向下绷紧足背和屈足趾有力，左足背温度觉减退，叩击患者腓骨小头处出现向远端放射的疼痛。患者行走时左腿抬起的高度高于右腿，左足呈轻度下垂状。检查完，医生告诉他："你这可能是小腿的一条神经损伤了，叫腓总神经，你最近受过外伤或者工作需要长时间下蹲吗？"小刘摇摇头，"我就是每天坐在办公对着电脑，不过一定得跷二郎腿才能让我得到放松。"医生笑了笑，"可是你这个二郎腿没法让你的神经放松呀，也许这回就是它惹的祸。"医生开具了肌电图检查，结果显示左侧腓总神经在腓骨小头处的损伤。

说到这，相信大家会有疑问，跷二郎腿对腓总神经惹了什么祸呢？这就不得不从"头"说起了。

腓总神经的解剖学

腓总神经损伤是下肢最常见的单发性神经病，腓总神经由坐骨神经在大腿中下 1/3 处分出，主要支配小腿前外侧肌群，负责足趾背屈、外旋等动作，感觉分支则主要负责小腿前外侧及足趾背侧的皮肤。腓总神经分出后向下走行时需向前绕过腓骨小头，此处缺少肌肉及脂肪的支撑保护，位置非常表浅，体表也可直接触及，造成腓总神经在此处容易受到外力的压迫性损伤。所以神经走行的解剖学基础使得它在临床上易造成特定的损伤。但也需要与坐骨神经病、腰底神经丛病及腰 5 神经根病变相鉴别。此时就需要进一步完善肌电图检查及相应的影像学检查。由于神经损伤到肌电图出现异常需要一段时间，故在病后 2~3 周行肌电图检查可提高诊断的阳性率及准确性。

腓总神经损伤的临床表现

当腓总神经损伤后，可出现感觉和运动症状。前者主要是小腿外侧及足背侧皮肤感觉减退。而运动症状则是会出现足趾背屈、足外旋困难，此时患者患足会呈现较为典型的足内旋下垂，即脚背翘起及外旋力量减弱。若损害严重，患者行走时可出现跨阈步态，即走路时高举患肢，足尖先落地。腓总神经损伤时，并非其所有支配区域均会出现症状，因为腓总神经继续向下分为不同分支，临床可能以某些分支损害为主。在腓骨小头处叩击出现放射至远端的疼痛，为 Tinel 征阳性，对于腓骨小头处损害同样具有提示意义。

腓总神经损伤的病因

综上，我们学习到下肢腓总神经在腓骨小头处具有先天弱势，但实际上并非所有人的神经都会在此处受挫。前文说到，局部的外力压迫是造成损伤的主要原因，而外力压迫可来源于外界直接撞击导致的局部软组织肿胀或骨折，同样也可由于双腿下蹲时间过长或双腿交叉时间过长，后者就是导致小刘受苦的跷二郎腿。更甚，减肥或体重急剧下降可使得腓骨小头处原本就不富裕的脂肪更加缺乏而失去了保护，造成腓总神经被周围骨组织压迫而出现损伤。此外，某些代谢病如糖尿病也可导致腓总神经损害。

对于小刘，医生建议可暂时保守治疗，进行局部理疗并配合口服维生素 B_{12}/B_1 营养神经和康复训练，3 个月后他的症状得到改善，复查肌电图也提示腓总神经的表现较前次检查明显改善。

当然，假如症状持续无改善或严重影响生活则需要进一步寻求外科治疗，主要包括神经松解术、神经自体移植术等，术后早期恢复康复锻炼。

所以这次我们学习到了下肢容易受到损伤的周围神经——腓总神经，它在自己所管辖的区域努力工作的同时，也在腓骨小头处暴露了自己，使自己易受损伤。你在阅读本书的时候是否也跷着二郎腿呢？

（董继宏　徐珂）